筋膜瑜伽

唤醒结缔组织疗愈力量的功能性瑜伽

〔德〕彼得拉·布拉赫特　〔德〕罗兰·利布舍尔-布拉赫特◎著

荣　玉◎译

U0239832

北京科学技术出版社

Original title: FAYO Das Faszien-Yoga. Die enorme Heilkraft des Bindesgewebes nutzen.

Von den bekannten Schmerzspezialisten mit Übungs-DVD

by Dr. med. Petra Bracht and Roland Liebscher-Bracht © 2016 Arkana Verlag,

in der Verlagsgruppe Random House GmbH

Simplified Chinese translation copyright © 2022 by Beijing Science and Technology Publishing Co., Ltd.

著作权合同登记号　图字：01-2020-7299

图书在版编目（CIP）数据

筋膜瑜伽：唤醒结缔组织疗愈力量的功能性瑜伽 /（德）彼得拉·布拉赫特，（德）罗兰·利布舍尔 –
布拉赫特著；荣玉译 . — 北京：北京科学技术出版社，2022.11
ISBN 978–7–5714–2365–0

Ⅰ . ①筋… Ⅱ . ①彼… ②罗… ③荣… Ⅲ . ①筋膜疾病 – 瑜伽 – 运动疗法 Ⅳ . ① R686.305

中国版本图书馆 CIP 数据核字 (2022) 第 106000 号

策划编辑：刘晓欣
责任编辑：田　恬
责任校对：贾　荣
责任印制：李　茗
图文制作：天露霖文化
出 版 人：曾庆宇
出版发行：北京科学技术出版社
社　　址：北京西直门南大街 16 号
邮政编码：100035
电　　话：0086–10–66135495（总编室）　　0086–10–66113227（发行部）
网　　址：www.bkydw.cn
印　　刷：北京宝隆世纪印刷有限公司
开　　本：720mm x 980mm 1/16
字　　数：185 千字
印　　张：13.5
版　　次：2022 年 11 月第 1 版
印　　次：2022 年 11 月第 1 次印刷
ISBN 978–7–5714–2365–0

定　　价：89.00 元

谨以此书献给我们的儿子拉乌尔（Raoul）和尤利安（Julien），以及他们的好友巴斯蒂安·肯普夫（Bastian Kempf）——《筋膜瑜伽》这本书就是他命名的。

　　随着我们的发现和研究不断深入，他们逐渐长大，并一直践行着我们所倡导的生活方式。我们希望在本书的帮助下，所有人都远离疼痛，健康长寿，即使年事已高依旧行动自如。

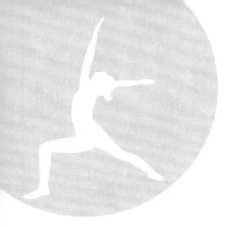

为什么要练习筋膜瑜伽？——筋膜研究领域代表人物的看法

2009 年，我的一位听众向我介绍了彼得拉·布拉赫特和罗兰·利布舍尔 - 布拉赫特夫妻二人研究出的治疗疼痛的新疗法。在他看来，这种疗法比物理疗法或整骨疗法更有效。于是我与彼得拉和罗兰取得联系，并与他们约好之后见面交流。当然，一开始我对这种疗法的有效性持怀疑态度，毕竟这种疗法听起来过于简单，而且在我看来，这种疗法的研究者似乎带有许多医生和物理治疗师都有的傲慢态度。不过，在我们第一次会面时，我便意识到这两位研究者都是非常真诚的人。他们不仅深信自己研究出的疗法非常有效，而且显然已经使用这套疗法帮助了许多患者。之后，我经常听到他们用这套疗法使患者痊愈的好消息。我还发现，他们对其他疗法持包容态度。而在我比较熟悉的常规手法治疗领域，排斥不同意见是司空见惯的事。

简短地交流后，我们彼此产生了不错的印象，气氛相当融洽。或许是因为热衷武术的人往往具有务实精神，没过多久罗兰便问我身体上是否有感到疼痛的地方。显然，如果我身体不适，他确信他能够为我提供帮助。幸运的是，我的身体从来没有出现过较为剧烈的疼痛，只是有时小臂肌肉僵硬、隐隐作痛，而当时这些症状恰巧发作，于是我拜托罗兰帮我诊治。

当罗兰向我展示这种新疗法时，我非常兴奋。他一边用力地按压我的前臂和手肘的不同部位，一边向我解释利布舍尔 & 布拉赫特疗法（以他们夫妇的姓氏命名，以下简称 L&B 疗法）。由于我不仅深入研究过不同类型的感受器，还在罗尔夫结构整合疗法[①]方面有多年的实践经验，因此我很快就意识到我的疼痛在短短几分钟之内便明显减轻也许和高

①也叫"罗尔夫按摩疗法"，由艾达·罗尔夫创立，她以筋膜理论为基础设计了这种手法治疗方法，该疗法能调整和平衡整个身体结构，使患者摆脱不良习惯。——译者注

尔基腱器无关。我当时主动对他们说："这和高尔基腱器无关，真正发挥作用的是大脑，而真正受到影响的是各类结缔组织内的游离神经末梢。"经过短暂的治疗，我的疼痛几乎消失了。

对于我对他们的疗法做出的评价，彼得拉和罗兰从一开始就表现出相当包容的态度。由于我们能够形成良好的互补关系，而且他们也颇有兴趣地表示想将L&B疗法与我在筋膜研究方面的专业知识结合在一起，所以我们决定合作。

不久之后，我在一场L&B疗法大型研讨会上做了有关筋膜研究现状的演讲。数百名接受过L&B疗法培训、来自不同领域的医生和物理治疗师进行了深度沟通，这给我留下了十分深刻的印象。更令我惊讶的是，其中许多热情的参与者是罗尔夫结构整合疗法流派的研究者以及我的同事，我没想到会在那里见到他们。我发现许多基本体态练习都被囊括在L&B练习中，这令我非常兴奋。我认为，我们在此次会议中得出的许多结论都有助于保持筋膜的健康，这些结论比较成熟，完全可以用来指导实践。

我和二位作者之间的交流越来越深入频繁。2012年，我成为L&B科学咨询委员会的成员。之后，我在L&B疗法培训中心举办了3场以保持筋膜健康为主题的研讨会。在每一场研讨会中，我都能了解到更多的练习方法，尤其是一些针对瓶颈区域①的拉伸练习。我对这些练习给予绝对的尊重，因为疼痛患者能够在日常生活中做这些练习，从而巩固其在诊疗中通过整骨疗法取得的缓解疼痛的效果。在我知道的针对肌肉和筋膜的疗法中，几乎没有哪种疗法如此全面，能够使患者如此有效、积极和持续地恢复健康。和我的那些推崇罗尔夫结构整合疗法的同事一样，长期以来，我一直向患者强调自主练习的重要性。然而，患者在实践中通常无法取得显著的效果，因为自主练习需要患者拥有较高的自觉性——在日常生活中主动练习以巩固疗效。

彼得拉和罗兰以及接受他们培训的医生和物理治疗师对待最新研究成果的态度可谓典范：如果出现新的研究成果，他们很愿意修正他们之前提出的假说。这是科学家与临床应用者之间少见但十分有价值的合作案例。

其中一项研究成果是滚动按摩——彼得拉和罗兰提出的一种按摩筋膜的方法。每个人都可以在其肌肉僵硬和筋膜粘连的区域进行有针对性的按摩。

二位作者的最新研究成果是筋膜瑜伽。大量研究结果表明，传统的瑜伽能够作为辅助治疗手段，应用于诸多疾病的治疗中。人们如果能探明筋膜瑜伽的

---

①作者认为，人体共有27处肌肉和筋膜易僵硬和粘连的区域，并称它们为"瓶颈区域"，如果这些瓶颈区域的肌肉和筋膜失去了原有的灵活性和弹性，肌肉骨骼系统就无法正常发挥作用。——译者注

作用机制和在未来几年中可能造成的生理差异，就能更好地应用筋膜瑜伽。练习筋膜瑜伽的主要目的是预防疼痛，使人尽可能长时间地远离疼痛并保持正常的运动能力。筋膜瑜伽包括动作练习、拉伸练习、控制力练习和强化练习，如果搭配滚动按摩，效果更佳。二位作者有关运动以及饮食结构的建议，都有益于筋膜的健康。与L&B疗法一样，筋膜瑜伽的设计也基于通俗易懂的生物学原理。练习者不仅可以增强体内筋膜的弹性，还可以使身体变得更健康。

筋膜瑜伽易于学习，适合所有在日常生活中缺乏运动的人。不论是久坐不动的办公室职员和司机，需要久站的职业的从业者和体力劳动者，演奏各种乐器的音乐家，还是健身教练、瑜伽老师、普拉提老师和运动员，都需要健康且富有弹性的筋膜。你可以通过练习筋膜瑜伽使自己的筋膜保持良好的状态。

人体对每一种组织都有特定的压力刺激方式来最大限度地促进它们的健康。比如，对心血管系统而言，最佳的压力刺激方式是进行中高频率的有氧训练；对肌肉而言，最佳的压力刺激方式是适度地进行肌肉抗阻力训练；对骨骼而言，最佳的压力刺激方式是承受压缩载荷和弯曲载荷；对筋膜而言，维持其健康最有效的方式是做负重拉伸和偶尔做施加

剪切应力的运动（如行走）。因此，越来越多的专家将瑜伽和维持筋膜健康紧密地联系起来。

实际上，有关筋膜瑜伽的研究成果不仅与传统瑜伽的练习目的相符，而且能从人体生理学的角度做出解释。基于印度传统瑜伽的体式，罗兰和彼得拉设计了许多新的瑜伽体式，并将L&B疗法与这些瑜伽体式结合起来，使L&B疗法更具说服力。罗兰和彼得拉对传统瑜伽做出的重要补充和解释，充分说明了他们在人体运动解剖学和现代疼痛治疗领域具有丰富的专业知识储备。

他们擅长在教学中将复杂的问题简单化。我不止一次希望自己拥有他们的半分才能，也希望我认识的医生和物理治疗师到罗兰和彼得拉这里来接受培训。

至于标题中的问题"为什么要练习筋膜瑜伽？"我认为答案是：如果要维持筋膜的健康，就需要适当地拉伸关节。仅仅做耐力训练远远不够，因为这些训练针对的是人体内的其他组织而非筋膜。筋膜瑜伽是高度现代化且经过缜密设计的练习，能使人体从足底到颈部的整个筋膜网络更加柔软、更加健康，并预防这一复杂、可拉伸的结构出现缠绕、粘连的现象，以及预防因筋膜变得脆弱、易受损而导致人痛苦不堪。

我相信，筋膜瑜伽在运动治疗领域

树立了新标准，能够帮助患者改善筋膜 状态、提高健康水平，使他们远离疼痛。

——罗伯特·施莱普（Robert Schleip）

人类生物学博士，心理学硕士，德国乌尔姆大学筋膜研究中心主任，

欧洲罗尔夫研究学会主席

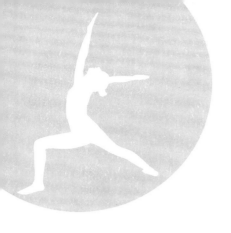

本书能让你更健康

我们希望本书为更多的人提供有用的信息，让他们的生活变得更美好，身体变得更健康。拥有本书，你就可以拥抱更加美好、健康的生活。

对我们来说，本书是我们的第一本书《有机生活，轻松生活》的延续。《有机生活，轻松生活》出版于2001年，早在那时我们便提出，合理的饮食结构和良好的运动方式能在人类身上创造奇迹。虽然那时我们已经意识到高质量的运动是多么重要，但尚未形成全面的认识，而且我们认为饮食比运动更重要。如今，我们对饮食和运动有了更加深刻、更加全面的认识。

在过去的这些年里，我们在对疼痛疗法和运动疗法的研究中积累了许多经验。有了这些宝贵的经验，我们才能更深入地了解人体内部相互关联的各种功能，才知道我们在追求健康的过程中忽略了由基因决定的运动潜能。

考虑到许多人都希望通过更简单、更高效、更省时的自主练习来保持身体健康，同时为了回应来自各方的质疑，我们撰写了本书。

或许筋膜瑜伽将成为你生命中最重要的主题之一。希望你愉快地开启探索之旅！

——彼得拉·布拉赫特（Petra Bracht）

和罗兰·利布舍尔–布拉赫特（Roland Liebscher–Bracht）

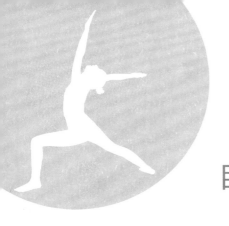

目　录

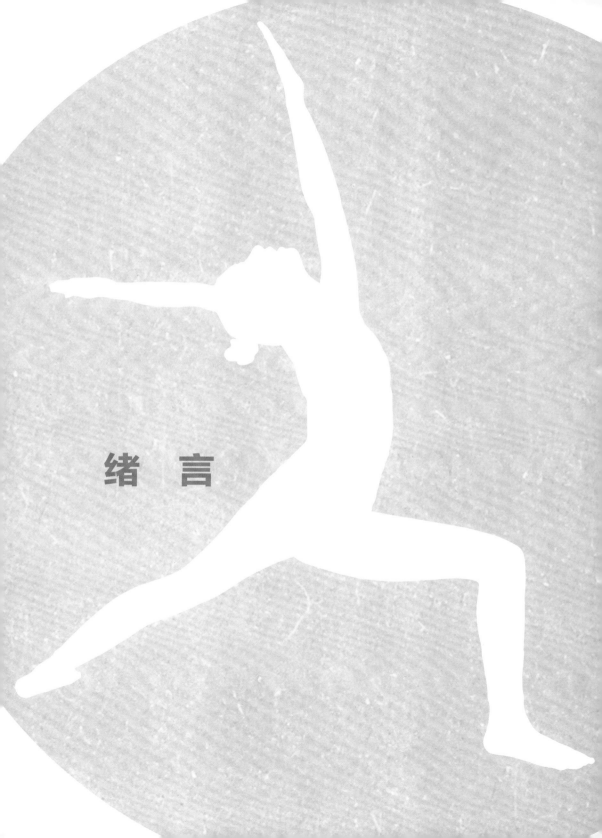

绪 言

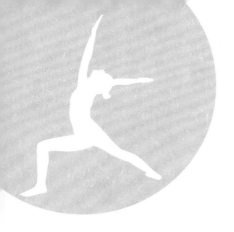

人们可以健康地变老

如果问现在的年轻人想活到多少岁，他们中的大多数会回答："别太老就行。"如果追问他们具体的岁数，他们可能沉思片刻，说："最多70岁。"你如果正年轻，很可能也有相同的观点。

这种观点不难理解。你只需看看身边的亲朋好友就能发现，人到了五六十岁，疼痛、身体功能退化、关节活动受限、运动损伤和各种疾病会不断找上门来。而这仅仅是痛苦的开始，随着年龄的增长，人的身体状况会越来越糟糕，可能连走路都需要依靠助行器，上台阶要依靠升降梯，甚至只能依靠轮椅行动。到那时，人可能需要置换人工关节，并且每天服用一定剂量的止痛药，否则就会疼痛难忍。最终，人会丧失自理能力，无法自己购物、穿衣、洗漱，只能躺着不动。很多人会在医院的重症监护室中度过生命中最后的时光。

如此看来，在这个令人痛苦的衰老过程中，因心脏病突发而过世似乎是件幸运的事。身患急病的人，经历上述痛苦的时间较短。除此之外，老年人还面临着患阿尔茨海默病的风险。

这一极具威胁性的发展进程似乎和年龄的增长有直接的关系，而这种关系使人们形成了这样的观点：年龄大会得病——越老病得越重——年龄非常大就会病得非常重。即使在专业的医学领域，年龄大也常和疾病画等号，比如有"老年病""老花眼""老年糖尿病""老年白内障"等说法。经常有一些老年患者告诉我们，那些无法帮助他们缓解疼痛的医生总是对他们说："您还想靠什么消除疼痛呢？还是别想了吧！您到底知不知道有多少人在您这个年纪都有疼痛的问题？几乎没人逃得过！"

人们是否有可能健康地变老？

只有极少数人在晚年没有遇到身体疼痛或关节活动受限等问题。这样的人很罕见，但确实存在。在生命的最后一刻，他们不会浑身疼痛地躺在床上，身上连接着各种仪器。他们会自然死亡，就像人类基因原本设定的那样。

自然死亡是什么样的？比如一位高龄老人，他在某天晚上睡去，再也没有醒来；或者他坐在沙发上闭着眼睛，身边的家人以为他只是在打盹儿，而此时他已经离开了人世；或者他在散步或骑车时摔了一跤，就此逝去。没有人认为这是不幸的事情。这不过是因为他的生命之火燃烧了太久，到了该熄灭的时候，这是自然而然的事。

这些自然死亡的人是否证明了另一种可能性的存在？这是否说明，人随着年龄的增长患有越来越多的疾病，遭受越来越多的痛苦，最后在折磨中死去，这可能并不是正常现象，而是例外？

此外，"老年病"患者越来越年轻化。如今已经有不到 20 岁就患糖尿病的人，而一些更年轻的人甚至出现了老花眼。这些情况也是例外吗？还是说这些疾病和生理现象本就和年龄无关？

也许有人说"这一切都是基因决定的"。然而，我们在实际生活中看到的情况与之相反，患者的健康状况往往与父母的健康状况无关。难道在我们接触过的病例中，总是出现例外？

现在已经有够多的例外了，不是吗？

我们根据经验和生物学的相关知识判断，这些情况并非例外。本书探讨的就是这方面的内容。我们可以笃定地告诉你，这些内容都是事实。

让我们继续这段令人激动的发现之旅。旅途结束后，你会了解更多有关健康的知识。最重要的是，与大多数专家的治疗方法相比，我们的治疗方法具有更多的实际的益处。那么，你到底应该怎样做呢？

你只需要做很简单的事情，因为保持健康本来就很简单。

> 人随着年龄的增长患有越来越多的疾病，遭受越来越多的痛苦，最后在折磨中死去，这可能并不是正常现象，而是例外。

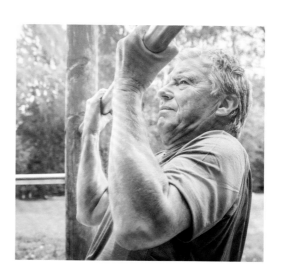

人们如何健康地变老

我们想告诉你怎样保持健康，远离疼痛，行动自如，头脑清晰，且不患任何疾病，最多只需要戴眼镜来增强视力。简而言之：即使年纪大了也是年轻人的榜样，能使年轻人也愿意健康地变老。

你可能觉得我们精神不正常，并把这本书丢进垃圾桶——不，请不要这样做，你最好把这本书送给别人，或者继续阅读。你大概能猜到我们会建议你读下去。

不过，如果你立刻就接受了我们的观点，觉得我们所说的一切都能实现，那我们难免会认为你想得过于简单。所以，怎样才能真正地实现我们所说的美好愿景？

人们普遍认为，可以用基因的作用来解释病痛的产生。基因几乎能决定一切，包括你是谁，你会怎样。有研究结果表明，人们会因为自身基因的问题而具有患某种疾病的风险。人们对此非常重视，甚至会提前做手术以预防某种疾病的发生。

人类可以控制基因

我们认为世界是"颠倒"的。自人类基因密码成功得到破解[①]以来，相关的研究工作从未停止。后来，一些人将人类基因密码作为固定的、不可更改的量，将其中所包含的有关疾病的信息应用在医学领域，发展出一门名为"表观遗传学"的学科。如今，人们已经破解了约25 000个基因，基本掌握了控制人类基因的机制。

目前，人们知道基因能控制人的健康状况，但基因也受表观遗传信息的影响——这些信息能控制基因的"开关"。表观遗传学专家指出，虽然虹膜颜色等物理属性无法改变，但环境与遗传的相互作用能够激活和关闭致病基因，也能激活和关闭优质基因。因此，如果可以关闭致病基因并激活优质基因，那么基因对人的健康产生的不利影响就比人们通常认为的小得多。

换句话说，即使你拥有优质基因，但如果你关闭了它并激活了致病基因，那么你的健康也会受损；即使你的遗传基因不佳，你也可以通过激活优质基因

[①]2000年6月26日，参加人类基因组工程研究的美国、英国、法国、德国、日本和中国科学家同时向世界宣布，人类基因组草图已完成。——译者注

并关闭致病基因来大幅提高健康水平。一些前沿的研究人员认为，只有3%~5%的疾病是由基因问题引发的。

> 基因能控制人的健康状况，但基因也受表观遗传信息的影响——这些信息能控制基因的"开关"。

细胞的寿命

那么细胞的寿命呢？是否到了某个时刻，细胞便再也无法更新，最后全部死亡？真的是这样吗？

或许你对"端粒学说"有所耳闻。端粒是染色体末端具有特定碱基序列的DNA-蛋白复合体。该学说认为，端粒会随着细胞分裂次数的增加而缩短，当端粒缩短到一定的长度时，细胞会停止分裂，继而死亡，人们将此现象称为"细胞凋亡"。然而我们知道，端粒缩短是可以被阻止的，端粒甚至能够增长。也就是说，我们能够延长细胞的寿命。

这很令人兴奋，不是吗？显然，端粒和基因一样，受特定条件的影响。在特定条件下，端粒甚至能够增长。也就是说，虽然端粒会因细胞分裂而缩短，但人类可以通过延长端粒来使体内的40万亿~60万亿个细胞的寿命得到延长。

你会说，基因只为人类的关节设定了大约50年的使用寿命，所以到了某一时刻，人的所有关节都会磨损，因此不得不置换人工关节。我们必须澄清这种完全不实的说法。

自然疗法的拥护者们经常说，人类其实可以活到125岁。甚至有一项有关年龄的研究结果表明，从生物学的角度看，人类可以活到162.5岁。如果是这样，那么人类关节的使用寿命只有50年吗？人类的基因难道决定了人类到80岁（最多100岁）的时候便难逃进入重症监护室的命运，并且只能在机器的帮助下度过余生？许多现实案例告诉我们，真相可能完全是另一回事，而且"人类关节的使用寿命只有50年"这种说法本身就不合逻辑。

这样看来，年轻人对活到70多岁的恐惧是毫无缘由的。

还有一点非常有趣，人们经常听到"我们在现代医学方面取得的成就比以往任何时候都多，因为现在的我们比以往任何时候的人都长寿"这种话。请你不要轻易认同这种说法，因为在计算人类平均寿命时，所有人都被包括在内，甚至是出生不久后就死亡的婴儿。今天，我们拥有较好的医疗条件，而过去医疗条件较差，婴儿的死亡率较高，因此计算出的人类平均寿命并不准确。实际上，过去的人均预期寿命远高于现在的人均预期寿命。

此外，英国和美国的人均预期寿命一直在下降。而德国也有这种趋势，其主要原因是超重和由此引发的疾病在德国流行。

人们的生活质量可能与想象的完全不同

我们很高兴你能阅读到这里。或许你逐渐意识到，一切都和大多数人想象的完全不同。当然，让你相信我们真的能够使你远离疼痛、健康长寿并行动自如，还需要耗费一番功夫。

我们还没有向你介绍我们在过去的30年间发现和研究的内容，以及我们在学员和患者身上观察到的现象。

30 年研究成果与筋膜瑜伽

对我们来说，曾经遥不可及的梦想如今已成为可以实现的目标。我们相信所有人都可以一生远离疼痛，保持身体和心理的健康，并且行动自如。当然，我们也知道，有时某些力量会摧毁这种美好愿景。世间有些事情是我们无法控制的。因此，我们要保持足够的谦卑。

我们基于 30 年间积累的经验，能够清楚地解释我们的疗法如何使你保持健康并消除你的疼痛。你现在只需行动起来，就可以拥抱健康，告别疼痛。虽然我们阐明了一部分我们的发现，但没有将其系统地运用在整体健康策略之中。如果你想问，为什么偏偏是我们成功地找到了"智者的健康石"，那么答案就是"天意"或"幸运"，或两者兼而有之。

我们夫妻二人，一个是医生和营养学家，一个是一生钟情于武术的机械工程师。所以不论为什么恰巧是我们获得了成功，我们二人专业背景的结合都为我们在健康领域开展研究、取得成果奠定了良好的基础，并使我们积累了相关的经验。为了让你系统地了解 L&B 疗法的发展历程，我们将在下文中简要介绍我们在这 30 年间的经历。

彼得拉上大学时学习的是医学，在成为医生后，她便尽可能地运用自然疗法帮助患者，为患者带去了痊愈的希望。在为患者治病的过程中，她感受到了自然疗法强大的疗效，其中蕴含的自然规律也令她着迷。

罗兰专攻另一个领域——武术。他从 10 岁起开始接受各种武术训练。1983 年他认识了彼得拉，那时他已经在柔道、空手道、跆拳道、截拳道、菲律宾武器格斗以及居合道这 6 个领域接受了共 17 年的训练。他对武术充满热情，开辟了一条不寻常的生活道路。此外，他还接受过咏春拳的短期强化训练。他对这种灵活且技巧精湛的武术十分着迷，因此，他创办了咏春拳学校并亲自授课，培养了很多咏春拳老师。

罗兰很快意识到，咏春拳的某些动作有益于健康，且有助于缓解疼痛。奇怪的是，即使有诊断证明，传统医学界依旧认为疼痛是无法减轻的。1986 年，罗兰在他的咏春拳学校开设了健康课程。他认为这些动作和缓解疼痛之间的关系对他来说意义重大，为此，他接受了诸如阴瑜伽和硬气功铁布衫等系统训练。此外，他投入了大量的精力来研究能在减轻疼痛的同时促进健康的练习。

L&B 疗法与 L&B 练习

20世纪90年代初，我们将各自拥有的知识结合在一起，设计了一套非常有效的疗法，彼得拉在她的诊所中应用了这种疗法。罗兰不断学习生物力学知识，以这些知识为基础对传统医学提出了质疑。他尝试了按摩、点穴等各种手法治疗方法，并在欧洲咏春拳协会建立了自己的健康分会。作为欧洲咏春拳协会的高级讲师，他在那里进行了近20年的健康培训。他将自己以咏春拳和其他武术、运动为基础设计的练习教给学生，并将这套练习命名为"咏春气功"。之后，他将越来越多的手法治疗方法和运动结合在一起，使这套练习更加完善。

彼得拉主要从营养学的角度对这套练习进行补充，而罗兰主要从技术的角度对其进行分析和判断。如果罗兰接受的是医生、物理治疗师或民俗疗法治疗师[1]的培训，那他可能永远无法从其他视角看待传统医学，并提出质疑。罗兰不带偏见、不受限制的视角，以及彼得拉作为医生在营养学领域投入的精力，是我们独有的优势。

一种新疗法就此诞生。这种疗法根据我们的姓氏"利布舍尔"和"布拉赫特"被命名为"L&B 疗法"。同时，上面提到的练习被命名为"L&B 练习"。

2007年，我们开办了第一期 L&B 疗法和 L&B 练习培训班。2009年，京特·尧赫（Günter Jauch）在《星电视》栏目中介绍了 L&B 疗法。2015年，已经有5 000多名医生、民俗疗法治疗师、物理治疗师和运动治疗师接受了相关的培训。

这些年，为了研究类似的疗法，罗兰曾多次前往亚洲——尤其是中国和泰国——以及非洲等地。他与许多曾奔走于世界各地以寻求帮助的人会面，并为他们治疗。此外，他多次同著名中医、印度教圣人、日本的特级针灸专家，以及泰国苏梅岛一家寺院的女住持会面。这位女住持对罗兰使用的骨压疗法感到惊讶，因为在很早之前，她从传统泰式按摩的传承者那里听说过与这种疗法非常相似的古老的疗法。通过旅行和与世界各地的患者接触，罗兰愈发认识到 L&B 疗法能够为全世界的患者带来不可估量的有利影响。

防患于未然

现在，我们要进入下一个主题。我们已经研究出针对疼痛患者的疗法和针对医生和物理治疗师的培训方法，并在瑞士的德语区进行了推广和实验。我们

---

[1]指没有医生或心理治疗师执照的从业人员。德国法律将民俗疗法治疗师认定为起替代和补充作用的保健行业从业者。——译者注

希望每个人都保持健康，预防疼痛、疾病和行动不便等问题的发生。

首要任务是防患于未然。为此，我们设计了一套能有效保证肌肉骨骼系统远离疼痛和过度紧绷状态的运动练习。无论你怎样安排自己的生活、从事何种职业、日常做何种运动和拥有何种业余爱好，都能借助这套运动练习来增强身体功能，避免疼痛和过度紧绷状态的出现。因此，这套运动练习可以作为瑜伽、气功、太极、费登奎斯方法、体操、健身运动以及其他多种运动（例如团体运动、铁人三项、网球、高尔夫及举重）的补充。同时，它能补偿因久坐或懒惰导致的运动缺乏，以及平衡因繁重的体力劳动造成的身体劳损。

我们称这套运动练习为"筋膜瑜伽"。我们为什么会选择这个名字呢？因为它能完美地表明这套练习的目的。我们将在下文中为你介绍具体的内容。

多年来，无数的患者和治疗师从L&B疗法中受益。现在我们要预防疼痛和疾病。为此，我们设计了筋膜瑜伽。我们的目标是以最少的努力为终身健康奠定最坚实的基础。

第一章　理论基础

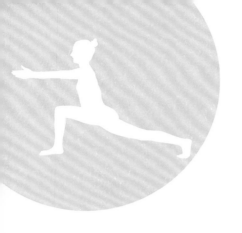

什么是筋膜瑜伽

本书虽然是一本用来指导实践的书，但我们仍然会完整地介绍当今最常见疾病和疼痛的相关知识。患者只需了解一些相关知识，就可以提高生活质量——或许它们能让患者不再无能为力。不论是无端被疼痛折磨的人，还是由于未知原因而患病的人，都能从这些知识中受益。

我们二人在过去的30年间不断研究如何激励人们用最好的方法帮助他们自己。毫无疑问，一个人对一件事情了解得越全面，越早看到成功的希望，就能越快达成目标。这正是我们的疗法的效果。患者使用本书中介绍的按摩工具，做本书中的练习，能非常快地感受到良好的治疗效果。大多数人都无法相信这一点，直到他们自身的情况有所好转。顺便提一句，我们在30年前也不认为这种疗法能奏效。

我们坚信，你对练习筋膜瑜伽的原因和方法了解得越全面，你就越有动力去练习筋膜瑜伽。

筋膜健康是实现目标的关键

长期以来，筋膜未得到医学界的重视。但近年来，这种情况发生了根本性转变，筋膜一跃成为人们关注的焦点。我们很乐意看到这种变化，因为 L&B 疗法的基础——筋膜健康与疼痛的关系——终于受到了主流研究团队的重视。

有一点不容忽视，筋膜与在自然疗法中一直占据重要位置的结缔组织是不同的。过去，"筋膜"一词仅指结缔组织中的特殊区域，例如腰部筋膜（位于背部腰椎处），此处成纤维细胞分布密集。如今，越来越多的人用"筋膜"一词代替"结缔组织"，这两个术语几乎成了同义词。

筋膜的含义

现在，医学界已有许多有关筋膜构造的论述，因此我们不在此赘述。重要的是，你要知道人体的各个部位被筋膜连接在一起。人体内的筋膜网络看似分散，实际上是一个整体，是相互关联的。

我们逐渐认识到，这样庞大的筋膜网络发挥着重要的作用。它不可能像装有珍贵瓷器的箱子中的木屑一般，只起填充作用。它的作用非常重要：筋膜的重量约占人体重量的 20%，人体内所有的细胞都嵌在筋膜网络中。

在我们目前"描绘"的"人体图像"中，还缺少在细胞和筋膜之间流动的液体：组织液。组织液是人体细胞游弋的"原始海洋"，它们包围着筋膜，同时它们被皮肤覆盖。这幅"人体图像"有助于我们全面地了解筋膜。

> 筋膜位于胞间隙，包含细胞外基质。人体的各个部位通过筋膜连接在一起。

我们之前提到，结缔组织在越来越多地被称为"筋膜"之前，在自然疗法中已经非常重要。然而，自然疗法医师不一定能认识到筋膜健康对人体健康的重要性，他们更多地关注组织液及其内容物的状态上，因为这些内容物对人体内几乎所有的生理活动而言都极为重要。一个体重为 60 kg 的人体内组织液的总量约为 7 L，而血液总量仅为 4~5 L。你可以由此看出组织液对人体的重要性。因此，自然疗法医师很早之前便意识到组织液的酸化程度不断增高会导致人体产生许多健康问题。然而，在目前的筋膜研究中，组织液酸化问题还不算非常重要的议题。科学家们最关注的是筋膜的结构、筋膜的作用原理、形成筋膜及令筋膜收缩的细胞，以及筋膜中的感受器和神经细胞等。

筋膜和运动

现在回到本书的主题：运动。筋膜在人体运动中扮演什么角色？肌肉起什么作用？神经、血管和骨骼的作用呢？为简单起见，我们只探讨与筋膜有关的内容，以便你对医学界的研究现状稍做了解。

人体的各个部位都与筋膜密不可分。每个细胞、每根肌纤维、每根肌束、每块肌肉、每个器官、每根血管、每根神经都被筋膜包裹着。同时，筋膜将细胞、组织、器官等人体内一切具有结构性的各个组成部分间隔开。筋膜始终随着人的运动滑动。当筋膜滑动时，它们彼此交织。例如，肌肉周围的筋膜交织构成肌腱。肌腱含水量较低，附着在骨骼特定的位置上。

筋膜遍布全身。因此你不难理解，为什么做单个动作能带动整个身体运动。目前人们明确了各种各样的筋膜经线：有从头到脚的，有从左到右的，有直线形的，有对角线形的，还有螺旋状的。前文中提到的"人体图像"消除了我们对肌肉骨骼系统的重大误解——我们以前认为肌肉是独立工作的，忽视了肌肉通过筋膜相互连接的事实，才产生了一

些误解。实际上，肌肉与筋膜网络协同工作。现在，我们对肌肉骨骼系统，更准确地说是对人体运动系统，有了更加详细的了解。

过去，我们认为肌肉的伸缩能够牵引骨骼运动，而肌腱、韧带和关节囊等结缔组织仅具有传递力量和维持关节稳定的功能，其余的结缔组织则单独完成各自的任务。如今，我们的认识更加全面。

即使把人体内所有的细胞、组织、器官和其他非筋膜部分剔除，人体的整个轮廓也不会改变。虽然这样做会导致人体出现空洞，但由于筋膜网络是完整的，它包裹并连接人体内的各个细胞、组织、器官等，因此人体依然能保持原本的轮廓。但如果将筋膜从人体中剔除，那么人体就会像纸牌屋一样倒塌。如果由筋膜包裹着的肌肉能充分发挥作用，人就具备良好的运动能力。汤姆·迈耶斯（Tom Meyers）医生在他的《肌筋膜经络》（*Myofasziale Meridiane*）一书中生动地说明了这一点。

你可以从前文中得出一些重要的结论，我们也将在后面的章节中详细地讨论。日常活动时，做拉伸练习时，进行负重训练时，跳舞时，坐着或站着时，开车或爬楼梯时，身体的各个部位都在运动。肌肉绷紧时，直接或间接参与力量传递的筋膜都会被带动。由外力引发的运动也是如此。例如，当某人牵着你的手往某个方向拉时，你体内传递力量

的筋膜就会随之滑动。力的传播范围很广。人在运动时，人体内的神经、血管、器官、皮肤、瘢痕等都会随之运动。

因此，筋膜参与人所有的运动，对人的健康状况和运动能力而言至关重要，并且在很大程度上决定了人能否远离疼痛。关于筋膜的重要性，我们将在下文中详细说明。为了突出筋膜的重要性，我们在为我们设计的运动练习命名时，将代表筋膜的"Fa"作为名称的前半部分，至于后半部分代表瑜伽的"Yo"，我们接下来就为你介绍其含义。

> 筋膜参与人所有的运动，对人的健康状况和运动能力而言至关重要，并且在很大程度上决定了人能否远离疼痛。

开创性的瑜伽练习

罗兰一直对瑜伽很感兴趣。练习到一定境界时，他发现了一个他在多年的习武生涯中始终没有重视的问题：身体、心理和精神如何有意识地联系。我们可以通过很多方法找到这个问题的答案，这些方法大多源自亚洲。我们家有大约1 000本专业书，三分之一的书涉及东方哲学、东方宗教、瑜伽（尤其是阴瑜伽）、咏春拳，以及西方的能量学说。罗兰在欧洲接受的武术训练不能给他提供相关的知识，他便从这些书中获取知识。

罗兰创办的学校教授高级自卫术，除此之外，还设有心理健康教育、提高自我意识和健康意识的课程。练习武术和创办学校的经历不仅增进了罗兰对人体生物力学的了解，还对他在疼痛治疗领域的研究颇有助益。为了获得东方的能量学说领域的实践经验，罗兰曾学习阴瑜伽。在日常训练中，他一直将冥想和能激发活力的运动与武术技巧，特别是咏春拳的技巧结合起来。

罗兰在阴瑜伽上花费的时间越多，练习武术的时间就越少。这迫使他尽可能地采用高效、省时的方法来练习阴瑜伽。在为疼痛患者设计拉伸动作时，他也遵循高效、省时的原则，并激励患者坚持自主练习，从而帮助患者更快地消除疼痛。患者在家中自主练习所需的时间越长，他们坚持锻炼的概率就越低。

在练习咏春拳的过程中，罗兰设计了一些能够缓解疼痛的拉伸动作和能够更快感受到能量流动的技巧，这些动作和技巧相辅相成，使练习事半功倍。他发现，最能缓解疼痛的拉伸动作明显加快了能量的流动，或者说从根本上促进了能量的产生，并使人感受到能量的存在。因此，他以这些动作和技巧为基础，结合身体训练和能量流动训练，设计了筋膜瑜伽，并将它教给了很多学员。

瑜伽——对身体和心灵的训练

现在，我们为你介绍瑜伽的基础知识。"瑜伽"的英文名称"yogo"源自古印度的梵语"yug"或"yuj"，其字面意思为"枷锁"，后被引申为"统一与和谐"。整体来看，"瑜伽"意为"努力使身体、心理和精神连接在一起，从而提高自我意识"。从公元前400年开始，"瑜伽"越来越频繁地作为一个术语出现。瑜伽起初只是一种单纯的身体训练，而如今它具有更丰富的内涵——一项集身体训练、精神训练和能量流动训练于一体的运动，包括遵守道德规范、自律、调整呼吸、调节感官功能、保持专注、冥想、体式练习和意识练习等。

瑜伽体式最初是很多竞技运动前的热身动作。有的体式看起来很奇怪，却能连接能量通道（经络），它们可以加快能量的流动。瑜伽中的身体训练逐渐发展成一个独立的体系。但令人遗憾的是，如今在西方国家，瑜伽大多只涉及身体训练，而不涉及精神训练。

与传统瑜伽相结合

罗兰对瑜伽的兴趣越来越浓厚，主要有两个原因。第一个原因与疼痛患者有关。我们经常遇到因为练习瑜伽而产生疼痛的患者，他们的疼痛通常出现在膝盖、臀部和下背部这几个区域。还有一些人为了摆脱疼痛而练习瑜伽，结果却适得其反。罗兰很长时间以来都无法理解为什么会出现这样的情况，因为有一些学员声称，在练习瑜伽后，他们的疼痛消失了。

第二个原因与我们的学员有关。有些学员自己也教授瑜伽，他们大多是学习过L&B疗法的物理治疗师或参加过我们培训班的健身教练。他们发现，练习筋膜瑜伽能帮助他们更好地完成传统的瑜伽体式，并使他们体内的能量流动得更快。每次上课时，他们和他们的学员先一起练习筋膜瑜伽，从这时起就能感受到能量的流动，而非在课程快结束时。

除此之外，我们还观察到其他有趣的现象。使用针灸、顺势疗法[1]、巴赫花精疗法[2]以及类似的能量疗法进行治疗的医生和物理治疗师发现，这些疗法在10~20年内对老年患者的疗效逐渐减弱，而对儿童和青少年依然疗效显著。可是当这些

---

① 又称同质疗法、同类疗法，是一种替代疗法，1796年由塞缪尔·哈内曼（Samuel Hanemann）以"同类治愈同类"理论为基础所创。该理论称，如果某种物质能在健康的人身上引起某种疾病的症状，那么将此物质稀释、振荡处理后就能用于治疗该疾病。——译者注
② 由英国医生、细菌学专家爱德华·巴赫（Edward Bach）创立，是一种针对疾病的本质进行治疗的方法，也是对主流医学的良好补充。——译者注

老年患者练习了一段时间的筋膜瑜伽之后，这些疗法的效果会明显提高。

根据上述现象，我们可以得出一些有趣的结论。虽然有时练习瑜伽能够有效缓解疼痛，但在某些情况下会适得其反。这是因为不同的瑜伽流派的目的都和能量有关。练习瑜伽的目的是加快体内能量的流动，以及连接能量流动的路径，从而使身体、心理和精神更快地得到滋养。在下文中你将看到，这一目的与解除肌肉过度紧绷和筋膜粘连的状态有所不同，后者是摆脱疼痛和保持健康的先决条件之一。

> 有些瑜伽老师将筋膜瑜伽与传统瑜伽结合起来，使学员更快地感受到能量的流动。

激活能量流

印度的气温明显高于欧洲北部及中部的气温。因此，印度当地居民的肌肉比寒冷国家居民的肌肉松弛得多。这和一个人进入舒适的、装满热水的浴缸，出来时全身的肌肉都非常松弛是一样的道理。

在印度这个热带国家，人们不太注重提高运动能力。印度人体内的主要经络可能本就畅通无阻，他们只需加快能量在体内无数条能量通道中的流动即可。练习筋膜瑜伽能够打通人体内的 27 处瓶颈区域，使人体内的主要经络畅通无阻。这也是为什么很多瑜伽老师在正式练习体式前要和学员一起练习筋膜瑜伽。当然，将筋膜瑜伽作为瑜伽课的热身练习，也是加速体内能量流动的好方法。即使筋膜瑜伽无法消除疼痛，也可以显著缓解因练习瑜伽体式造成的疼痛。

一些能量疗法治疗师向我们反馈，练习筋膜瑜伽可以打开人体主要的能量通道。能量疗法本身起到的作用并不大，但如果患者体内能量流动的速度有所提高，即使提高的程度微乎其微，能量疗法的疗效也会显著提升。

筋膜瑜伽的效果完全可以媲美传统瑜伽。即使无法追溯传统瑜伽文化，我们也能通过练习筋膜瑜伽来从最好的老师——我们自己——身上找到解决疼痛问题的方法。

遵循传统瑜伽的原则

我们希望人们远离疼痛、身体健康、行动自如。但只有意志坚定并且不断努力的人才能达成这个目标。每个人都应该为自己做决定——是否远离疼痛，是否健康长寿，是否利用赢得的时间来充实自己。

无论是从内容还是理念上，筋膜瑜伽都遵循传统瑜伽的原则。因此，请原谅我们以传统瑜伽为基础设计了一套拉伸练习，同时公开承认它不是"真正的"瑜伽。任何批评这一点的人都可能言之有理，但我们要向批评者提出问题——如今流传下来的、经过简化的"真正的"传统瑜伽，是否更有资格被称为"瑜伽"？

我们非常欢迎有志于自我提升的瑜伽练习者和瑜伽老师与我们联系。我们相信，我们的合作具有非常大的价值和协同效应。我们最关心的是什么？是提供能使所有练习者受益的练习，使所有练习者都可以自由、独立地锻炼，无须其他人帮助，并且在身体、心理和精神层面上全面发展。

接下来我们将向你解释为什么我们的身体最了解做什么事有益于健康。

矛盾的建议

运动能为身体带来好处，这是所有人的共识。医生、民俗疗法治疗师和物理治疗师都知道运动有益于健康。数以千计的研究结果表明，运动对改善各种反映身体状况的指标都有积极作用。一些人甚至把运动称为"世界上最好的药"，而且这种"药"不会引起任何不良反应。

运动听起来相当不错。但问到哪种运动、哪种体育项目、哪种健身训练值得推荐，人们的想法就不一样了，推荐的理由也各不相同。将这些理由进行对比就会发现，人们的想法各不相同，有些甚至是相互矛盾的。

如果一个人受伤或被诊断患有某种疾病，那他的情况就更加复杂。有人说他应该继续运动，有人则说他必须停止运动，以免再次受伤或病情加重。他如果伤势严重或病情恶化，甚至会被警告不准做某些动作、不可对身体施加某种压力、不可做某种运动，有时还会因接受治疗而被告知其他禁忌。

我们拿癌症举例。一位癌症患者多年来一直被提醒尽量不要用力，因为他非常虚弱，稍稍用力便会消耗大量体力。如果不得不用力，他会尽量节省力气，以免身体无法承受。如今，人们对这种事的看法已经发生了改变——而且是正确的改变，这一点我们将在下文中说明。但即使是其他方面都很健康，仅肌肉骨骼系统受损的疼痛患者，也常常被警告不要运动，因为运动可能导致受损的关节承受过大的压力，从而使病情加重和使椎间盘、韧带和半月板进一步受损。你可能对这种观点并不陌生。但即使是对这些禁忌，医学界也没有达成共识。

大多数专家的说法相互矛盾，让人无法确定其正确性，甚至质疑——究竟谁的话才可信呢？

大多数明确规定了"错误的、禁止做的动作"的疗法都属于物理疗法。背部受伤的人不可以拉伸背部肌肉；膝盖受伤的人不可以深蹲；椎间盘疾病患者平躺时不可以直接坐起，而应先转体，保持侧卧姿势，再慢慢地坐起来，以免椎间盘受伤。我们认为，这些禁忌完全没有依据，而且不利于身体健康，因为它们会导致身体受到过度保护，关节活动受限、肌肉、筋膜缩短，身体结构遭到破坏，从而使身体变得更加虚弱。万幸的是，其中原本最常见的一项禁忌——背部受伤的人不能拉伸背部肌肉——如今几乎无人提及。然而十年前，这项禁忌被大多数人奉为金科玉律。我们希望

其他人尽快接受新观点，也希望我们为此做出贡献。

在传统医学领域和物理治疗领域，有些观点虽然在很长一段时间内被奉为圭臬，但到了某个时间点就会被证实是错误的，然后被修正，甚至被推翻。尽管如此，在那之前，它们仍被视为不可侵犯的"黄金法则"。当人们将这些观点奉为圭臬时，一些医生和物理治疗师根据生物力学分析等相关研究的结果，发现这些观点是错误的，但他们因此遭到人们的嘲笑，或者被打上"无能"的标签，有时还会受到惩罚。

> 有些观点虽然在很长一段时间内被奉为圭臬，但到了某个时间点就会被证实是错误的，然后被修正，甚至被推翻。

关节与运动

为什么在哪个部位该运动、该如何运动的问题上，人们会有这么多不同的甚至相互矛盾的观点呢？答案很简单：人体有100多个关节，仅最重要的10个关节控制的组合动作就超过300万个。在我们看来，传统运动医学或传统运动科学之所以不具备全面性和系统性，主要是因为人的关节活动具有无限可能性。

传统运动科学设定了力量、爆发力、耐力等参数，对各项运动的质量（即关节活动度和运动幅度这两项参数）也给出了相应的定义。但据我们所知，到目前为止，传统运动科学还没有从人体运动系统是一个整体这个角度系统化地定

义运动质量。因此，医生和治疗师只能依靠他们的个人经验来诊治。当然，有些专家的经验相当丰富，他们的诊断是有根据的。然而这不能代表传统运动科学具有系统性。

谁能解决这个问题？倘若所有医生和治疗师都必须先积累多年的经验才能为患者提供正确的指导，患者们就有麻烦了。

> 传统运动医学或传统运动科学之所以不具备全面性、系统性，主要是因为人的关节活动具有无限可能性。

运动是保持健康的基础

最好的办法是问"当事人"——患者的身体。这就是作为专家的我们想要咨询的对象。怎样才能向患者的身体咨询？在使用 L&B 疗法对患者进行治疗的过程中，我们会密切观察哪些疼痛与哪些肌肉、筋膜的状态不佳有关。例如，我们知道，目前最常见的疼痛，90% 以上是由肌肉过度紧绷和筋膜粘连引起的。通过了解 L&B 疗法起效的原因，我们学到了更多知识，并在多年的实践中深入了解了更多细节，最终总结出一套系统性理论。根据该理论，要想远离疼痛，就必须运动。

不过，如果困扰你的不是疼痛，而是各种不同的疾病，你的身体又会给出

何种建议呢？当然，运动是保持健康的基础。此外，还有三个因素会对健康产生重要的影响：饮食结构、生活环境和心理状态。有趣的是，这三个因素都与运动密不可分。在下文中，我们将为你介绍这三个因素。

为了让你客观地看待我们和其他人的观点，我们提出一条建议：请你务必对听到的或在本书中读到的一切内容保持怀疑态度。请不要太快相信任何医学领域的信息，特别是一些令人难以理解的信息。我们认为，在我们所从事的这个行业中，许多公开发表的研究结果中都有错误的内容。所以，请你不要轻易相信任何事情。

让身体来做决定

然而，你可以永远相信你的身体以及它对事物的评估方法。不论你处在怎样的环境中，你的身体都能感知到这种环境是有益的，还是一种负担或威胁。显然，这种感知能力牢牢刻在你的基因中，其目的是保证你生存。身体做出的反应体现在各个方面。你如果吃了不适合你或者你的身体无法评估的食物，你体内作为"健康警察"的白细胞就会增多。同时，肌肉绷紧，心跳加快。所有这些反应都是为逃跑或战斗做的准备，是身体为了你能生存而采取的措施。

为了研究身体的感知能力，美国医生阿瑟·科卡（Arthur Coca）设计了一种以他的名字命名的脉搏测试——"科卡脉搏测试"。人的脉搏会对不同的食物、药物及其他影响因素做出不同的反应，并在其频率、强度和特性上体现出来，因此脉搏能够作为判断身体是否耐受的指标。这种测试相当复杂，但也有针对非专业人士的简化版。你可以买一块功能实用、能够戴在手腕上的心率表，观察几天自己的脉搏，看看在日常生活中，它会在什么情况下做出怎样的反应，并观察相应的反应是否清晰。通过这种方式，你能够了解身体如何评估周围的事物和环境，并敏锐地察觉饮食对身体的影响以及会令身体产生自卫反应的情境。

你如果不能确定某些因素对健康产生的影响是积极的还是消极的，那么你在对自己脉搏的反应有了大致的了解后，可以做一些有针对性的测试。如果脉搏速度加快，就意味着身体处于戒备状态；如果速度放慢，就说明身体处于松弛状态。如果你因激动而心跳加快，那么你必须自行判断这是由于消极的、紧张的压力，还是由于积极的、有刺激性的兴奋。这对你来说应该不算困难，因为如果你在遇到心爱的人时心跳加快，你也不太可能认为这有害于健康。

> 你的身体会告诉你，什么对你有益，什么会加重你的负担或对你造成威胁。你必须学会倾听身体的"语言"。

学会倾听身体的"语言"

你如果想了解你的身体，就要先知道身体是如何表达的。你的身体的"语言"就是你的舒适度。舒适度越高，你就越健康；舒适度越低，你就越不健康。你要意识到，这里的舒适度并不是由外部环境控制的，而是你的身体告诉你的。

此外你要知道，你的身体呈现的状态是由你所做的事情造成的。你没有问过身体的意见就决定以某种方式行事（选择运动方式和饮食结构等），换句话说，你自行决定了以某种方式生活。

当然也有人凭直觉做决定。他们在

无意识层面做的决定是与身体相协调的。你将直觉培养得越准确，就越能根据自己身体的"语言"做出正确的决定。

人们几乎不与自己的身体交流

人的直觉的准确程度取决于人与身体的交流程度。这听上去很有道理，对吧？但遗憾的是，如今大多数人与身体的交流都相当糟糕。因此，很多人几乎不会产生精准的直觉。如果人们根本不与自己的身体交流，那么该如何培养直觉呢？

你是否认为，你和你的身体本就是一个不可分割的整体？是的，你和你的身体以某种方式相关联，但这种关联并不一定是良好的。就像高层住宅楼中的居民们，他们虽然距离邻居只有几步之遥，但大多都不知道对方的姓名，更不用说关系融洽了。对彼此而言，他们只是住得很近的陌生人，并没有太多的关联。

很多人与自己的身体的关系也是这样。他们住在自己的身体中，却很少与身体交流。他们只在必要时，比如上厕所时、洗澡时、刷牙时、吃饭时、喝水时及睡觉时，才与身体交流。他们的这些动作都是无意识地完成的，就像机器人完成任务一样。他们没有意识到自己在控制身体，是他们自己让身体坐在马桶上、走进淋浴间、吃东西或喝东西。这种意识上的差别虽然非常细微，但非常重要。

大多数人都生活在无意识的"无能"状态中。也就是说，他们在一定程度上依靠习惯生活，而不会考虑太多。他们从父母或其他人那里学会了这些行为，或在不知不觉中因各种影响而养成了这些习惯。

身体如何引起人的注意

让我们回到真正的问题上来。我们推断，大多数人的舒适感或不适感都是在无意识的情况下产生的，不论身体是否同意。这是因为他们和自己的身体之间的交流过于糟糕。也就是说，当他们决定自己的运动方式、饮食结构和心理状态时，不会征求身体的意见。他们如果在日常生活中几乎不做任何决定，却顺其自然，那就更糟糕了，因为他们会不断地做一些本不该做的事情。而他们如果征求了身体的意见，就不会做那些事情。如果他们和身体进行了良好的交流，身体就能通过直觉告诉他们它喜欢什么，以及什么会对它造成严重伤害。

如果你不理解身体微妙的"语言"，不了解身体的感受，你的身体就必须变得更能引起你的注意。当你的精神对你的身体说"他不听我的话，你和他说吧"时，你如果还不能感知身体的"语言"，你的不适感就会越来越强烈，直到引起你的注意。

身体用疼痛和疾病向你传递信息。你的不适感越强烈，身体传递的信息就越重要。疼痛通常始于紧绷感，紧绷感不断加重，就会发展成轻微的疼痛，而这种疼痛越来越强烈，最后就会令人无法忍受。患病初期，患者往往存在精力不足、情绪低落等问题；随后症状加重，患者患上轻度疾病；之后病情越来越严重，直到无药可医。

你可以把身体的各种状态视为身体的"语言"或"身体里的医生"想传达给你的信息。但无论怎样，你都应当把出现疼痛和患有疾病理解为身体的表达方式。不论你做了不该做的事还是没有做该做的事，都会对身体造成伤害。知道这一点非常重要，因为这是有意识的"无能"状态和无意识的"无能"状态的分界点。不在乎这一点的人，生活在无意识的"无能"状态之中。他们不知道自己其实一无所知，他们处在无知的快乐之中，直到某天疾病或疼痛找上门。到那时，他们便会陷入无知的不快乐。他们会问："为什么偏偏是我遭受了这一切？为什么是我得了这种病？"

> 你如果了解了你和你的身体之间存在的联系，理解了疼痛和疾病是身体的"语言"，就到达了无意识的"无能"状态和有意识的"无能"状态的分界点。

你应当对自己的身体负责

随着阅读的深入，你会发现对身体负责并不是一件容易的事情——你要学会承担责任，并且积极地为自己做决定。你要知道，疼痛、疾病、关节活动受限、运动损伤，所有这些都是你自身的行为导致的。但请不要把责任和负罪感混为一谈。没有人会责怪你，因为你以前对这些一无所知。我们现在将你带入有意识的"无能"状态，你可能感到有些不舒服。现在你已经明白，这一切都是你因为无知而犯下的错，无可指摘。但请注意，你如果继续阅读这本书，就没有回头路了。如果你知道某种生活方式会造成不良影响，却依然继续那样生活，那你将来一定会后悔。那时的你一定会否定本书中的一切："这些内容完全没有科学依据，从始至终都是错误的。"

不过，从我们的角度来看，你很难否定本书中的一切，因为我们想通过本书传递给你的信息是合乎逻辑的，完全符合你所有关于疼痛和疾病的经历。你在想到这些经历时会沉浸其中，内心深处的"诚实机制"会采取措施保护你。然而，你如果不想面对自己才是大部分疾病和疼痛的始作俑者这个事实，就应该把这本书放回书架上——等到病情加重后再打开它。但你如果认为自己需要了解并且渴望了解怎样才能长久地摆脱疼痛和疾病，或从一开始就远离它们，那就继续阅读下去。

如何回应身体的"语言"

人们普遍认为人体乃至全人类的存在都是完美的。因此我们猜想，身体的表达总是有意义的。我们将身体的表达理解为身体为保持健康而采取的措施。因此，疼痛和疾病并不是无意义的，也不是偶然发生的，而是身体为了保证自身的存在，从而保证自己的主人的生存而采取的绝对有益的措施。这个猜想恰恰与我们对疼痛和疾病的研究结果相符。基于我们30年来的经验，我们相信这一结果是完全正确的。

我们经过研究发现，由于人们的生活方式和运动方式存在问题，人们没有充分活动关节，人体内有12个大瓶颈区域和15个小瓶颈区域。这些瓶颈区域的肌肉和筋膜失去了原有的灵活性和弹性，肌肉骨骼系统不能按照基因的设置正常发挥作用。我们不打算在这里深入地探讨这一点，但这些信息意味着我们现在不仅能告诉每个疼痛患者正确的运动方式，从而永久消除他们的疼痛，还能依靠系统化的理论设计一套以患者的直觉为基础的运动练习——筋膜瑜伽。

我们设计的筋膜瑜伽并非源于我们自己的想象，我们也没有借鉴他人设计的练习。传统瑜伽和罗兰几十年来习得的武术动作是筋膜瑜伽的基础。一开始，筋膜瑜伽只能在一定程度上缓解疼痛；之后，我们对人体内的瓶颈区域做了精准分析，根据分析的结果不断改进和优化筋膜瑜伽，以使其效果越来越好。疼痛缓解的速度和程度也是身体的"语言"。

所以，筋膜瑜伽是我们对身体的"语言"的回应。只有在实际练习中遵循本书中的运动原则，才能使L&B疗法的效果更显著，并自然而然地远离疼痛。严格来说，只有这样才能消除疼痛，也只有这样才能为人们最大限度地保持健康奠定基础，因为疼痛和筋膜的健康状况密不可分。

不过，凡事都需要循序渐进。接下来，你将了解各种常见的疼痛的成因。同时，有了我们为你介绍的知识，你会对疾病的成因有全新的认识。

关节活动受限

前面我们谈到了"人体是完美的"这一设想。现在我们将这一设想扩展为："嵌入"人体的任何物质都具有一定的功能。当人们无法破解人体的一些未解之谜时，有些人便会认为人体内还存留着一些在进化过程中没有被淘汰的、早期的"多余器官"。我们认为这是完全错误的。举例来说，阑尾和扁桃体具有重要的免疫功能，这一点得到了自然疗法领域专业人士的承认。

人体共有100多个关节。关节的存在使骨骼能够活动，而带动骨骼运动的是人体的600多块肌肉。在关节构造允许的范围内，任何运动都需要依靠肌肉收缩产生的力。理论上，一个人可以完成所有的单个动作和组合动作。

肌肉由肌纤维和筋膜组成。每一条肌纤维、每一束纤维束和每一块肌肉都被筋膜包裹着。在肌肉末端，相互连接的筋膜形成肌腱，而肌腱又与骨骼相连。这样一来，肌纤维收缩时，肌腱将肌肉收缩产生的力传递给骨骼，从而带动骨骼运动。在关节活动时，一些肌肉随着骨骼的运动缩短，同时另一些肌肉被拉长。因此，肌肉的缩短和伸长与肌纤维本身、骨筋膜鞘、血管、神经以及与运动的肌肉相连的筋膜有关。

我们通过分析得知，大多数人很多关节的实际活动度只达到5%~10%。例如，很多人的肩关节活动度不足5%。我们并不想在数据上过分计较，只希望你了解一点：大多数人的关节活动度都比其原本能够达到的低。

人体运动的数量与质量

我们需要区分两个重要的概念，即人体运动的数量与质量。当我们告诉患者缺乏运动时，他们经常反驳说自己一整天都在运动，因为他们需要不停地走动。他们的运动量确实不小，但运动的质量相当低。为什么？因为人在走路时，膝关节活动度几乎不变。在这样的运动过程中，全身一定量的肌纤维在一定时间内被反复调动。我们所说的高质量运动是以不同的方式充分活动关节，在日常生活中、在单一运动项目中、在复合型运动项目中以及在一整天的生活中进行的系统化运动。运动的质量是以运动时每个关节的活动度来衡量的。当然，按我们的要求练习筋膜瑜伽，既能保证运动的质量又能保证运动的数量。

高质量运动是以不同的方式充分活动关节，在日常生活中、在单一运动项目中、在复合型运动项目中以及在一整天的生活中进行的系统化运动。

单一角度姿势和小角度运动

为了使运动的数量和质量的概念更易于理解，我们定义了两个概念。第一个概念是"单一角度姿势"。例如，当一个人坐在办公桌前工作时，其髋关节活动度和膝关节活动度在几小时内都不会改变，即处于"冻结"状态，也就是"单一角度姿势"；人在理发店理发时，其肩关节也处于这种状态。

第二个概念是"小角度运动"。做小角度运动意味着身体的某个部位虽然做了运动，但这种运动是不充分的，因为没有充分且有规律地活动关节。以膝关节为例，从生物力学的角度看，膝关节的活动度约为180°，即从伸直（180°）到完全弯曲（约0°）。但在日常生活中，膝关节活动度为90°~180°的频率更高：当你站立时，膝关节活动度为180°；当你行走时，膝关节活动度为135°~180°；当你坐下或站起时，膝关节活动度则为90°~135°。

在小角度运动经常出现的、会导致关节活动受限的运动方式中，或在长时间保持单一角度姿势的情况下，某些肌肉和与之紧紧相连的筋膜从未或很少被拉伸到最长。这是因为，如果要使关节一侧所有的肌肉和筋膜被拉伸到最长，就必须使另一侧的肌肉和筋膜最大限度地缩短。不论是主动收缩肌肉还是借助外力完成动作，都能达到相同的效果。以膝关节为例，当你坐在脚跟上时，你的膝关节周围的肌肉与筋膜就被拉伸到了最长。

当你在办公桌前坐得很端正时，你的肩关节、肘关节、髋关节、膝关节、足关节的活动度长时间保持90°。人体70%~80%的疼痛都是由长时间保持这种坐姿造成的。

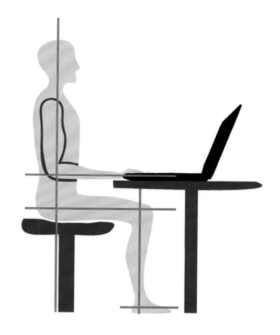

从这张图中你可以看到，人在行走时做的是髋关节活动度为135°~180°的小角度运动。由于后方的腿的膝关节屈曲而非髋关节屈曲，所以行走导致髋关节的活动度比原本能达到的减小了22.5°。与主流观点相反，我们认为，行走会严重缩小髋关节、膝关节和足关节的活动度，进而引发背部疼痛。

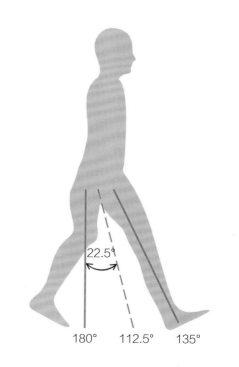

人每天 24 小时都在运动

所有人，这个星球上的每一个人，每天 24 小时都在运动。为什么？因为运动指的不仅仅是慢跑、骑自行车、健身等，还包括弹奏乐器、交谈时摆手、开车或坐在电视机前。是的，睡觉也是运动。不论你做什么或不做什么，你都在运动。

这意味着，能使你的身体发生改变的，不仅仅是传统意义上的运动，还有你一天 24 小时中做的事及没有做的事。身体会根据你做的事及没有做的事发生变化，并逐渐适应这种变化。即使你做小角度运动或保持单一角度姿势，身体也会做出反应。每种运动都会产生相应的影响。你的身体能确切地感知到并机械地记录下你做了什么或没做什么。为什么？因为它是你的朋友，它想帮助、支持你，想博得你的喜爱。

你的身体就像一个极其贴心的管家。它密切地注视着你，知道你的每一个愿望。它是怎么做到的？它不断地测量全身各处的数据，从而得到无数的信息。这些数据由体内不计其数的感受器收集，这些感受器可以测量你在运动时的身体数据，如肌张力、压力、速度、加速度等。所有这些信息都是身体在不同层面上感知到的，其中有两个层面尤为重要。

影响关节活动度的两个层面

第一个层面是大脑层面。我们将大脑比作一台计算机，它会不断编写用来控制肌肉的程序。每当你运动时，这台"计算机"内相应的程序就会启动，它们控制肌肉，使肢体动作发生改变。并且这台"计算机"能不断地优化已存在的运动程序。你可以在孩子身上清楚地观察到这一点。在某个时刻，孩子迈出了第一步，然后摔倒了；紧接着，他进行下一次尝试，而这次他成功地迈出了两步……不久后，他便学会了走路。虽然刚学会走路时他的步伐还不够稳健，但他的身体协调程度在不断地提高——每次尝试，他的大脑内控制行走的程序都能得到优化。这是人与生俱来的能力。身体是你的帮手，能够使你更好地行动，更好地生活。

从另一个角度看，完全相同的机制能发挥不同的作用。如果你一直做某种运动，导致身体的某些肌肉很少得到拉伸甚至从未得到拉伸，你的身体就会逐渐适应这种变化。其原理不难理解：如果一块肌肉在一天的 24 小时内只能被拉长到其最大长度的 60%，大脑内一直运行的控制程序便会记住这个动作。你可以通过简单的尝试来亲自感受一下大脑的这种作用机制。站立，手臂自然下垂，记住其仅在重力作用下弯曲的程度。前臂向外、向上抬起，和上臂成 90° 夹角，保持这个动作，然后用力快速抬起上臂，直到手掌接触同侧的肩部。多次重复这一动作。紧接着，手臂自然下垂，观察手臂的弯曲程度是否提高。这就是通常情况下短时间训练的效果。你可以想象一下，如果你并非仅花费几分钟时间，而是数月甚至数年间一直做某些低质量运动，你的肌肉紧绷程度会有多高。

第二个层面即筋膜层面。筋膜的变化被牢牢地刻在身体里，筋膜的状态能反映人的运动习惯：肌肉带动筋膜滑动，因此运动能使筋膜的状态逐渐固定下来。无数成纤维细胞像蜘蛛一样在筋膜周围持续不断地编织"网络"，它们织出新"丝线"以加固现有的筋膜结构并去除不需要的。在成纤维细胞的努力下，筋膜网络不断得到重建。为成纤维细胞制定"工作计划"的"建筑师"就是运动本身。当然，力同样起着重要的作用，它随着运动在体内不断传递。

这意味着，在一定的适应期后，你再次做某个动作时，相应的肌肉能够伸展的长度会随着筋膜结构的改变而发生变化。那些几乎活动不到或关节活动受限部位的筋膜弹性差、不灵活，且容易被撕裂，这非常不利于你的健康。

肘关节屈曲时（左图），手臂屈肌及附近的筋膜缩短，手臂伸肌及附近的筋膜被拉长；肘关节伸展时（右图），手臂屈肌及附近的筋膜被拉长，手臂伸肌及附近的筋膜缩短。肘关节伸展至极限时，手臂屈肌及附近的筋膜被拉到最长，而手臂伸肌及附近的筋膜则最大限度地缩短。

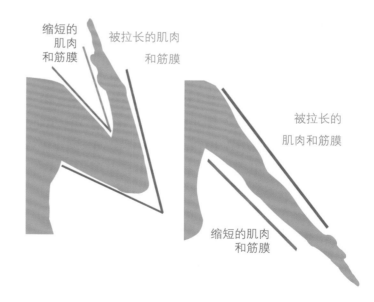

缩短的肌肉和筋膜

被拉长的肌肉和筋膜

被拉长的肌肉和筋膜

缩短的肌肉和筋膜

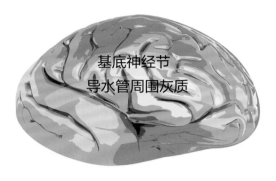基底神经节
导水管周围灰质

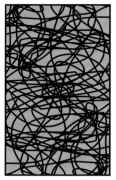

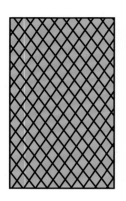

　　大脑会收集和评估有关运动的信息。对 L&B 疗法和筋膜瑜伽而言，基底神经节和导水管周围灰质（PAG）尤为重要。右上方的两张图生动地展示了不同的运动习惯导致的不同的结果——筋膜粘连、极度扭曲（左图）和筋膜呈有序的网状结构（右图）。

关节活动受限与疼痛

在这一章，我们将为你介绍 L&B 疗法。我们并不会将治疗过程中的每一个细节都描述出来，毕竟很多信息还没有被证实，尤其是涉及人体内上万亿个细胞工作和交流的过程。十多年来，我们一直使用 L&B 疗法对患者进行治疗。令人兴奋的是，随着筋膜研究和大脑研究的深入，L&B 疗法的生物学功能逐渐被越来越多的人认可。在筋膜研究方面，罗伯特·施莱普为我们提供了大量研究成果，这些研究成果证实了 L&B 疗法自始至终都是正确的，而且有理论依据的支持，虽然其中的某些知识在十年或更长时间后才会被写入大学课本。顺便一提，你如果之后和相关领域的专家就此话题起了争执，可以将这些研究成果作为论据的一部分。

其实，有些医生、物理治疗师和民俗疗法治疗师与患者一样遭受着痛苦。我们是如何得出这个结论的？ 2007 年至今，我们累计对超过 5 000 名专业医疗人员进行了 L&B 疗法培训，我们在培训过程中发现很多学员的疼痛状况、关节磨损程度和身体受损程度与我们多年来遇到的患者的情况相当。因此，专业医疗人员的健康状况或许并不比普通人的好。很多专业医疗人员甚至因为想解决自身的疼痛（往往是多年的慢性疼痛）

问题而来参加我们的 L&B 疗法培训。我们的统计数据显示，自 2007 年以来，仅仅经过 4 天的培训和治疗，95% 以上的人基本甚至完全摆脱了疼痛。由此可以看出，许多在专家看来不可能做到的事，通过 L&B 疗法都可以做到。

尽管我们的看法与大多数专家的意见截然相反，但 L&B 疗法凭借其显著的效果受到众多使用者的欢迎。这无疑表明，L&B 疗法可以帮助你重塑健康。

巧妙的关节结构

我们先来谈谈与关节有关的疼痛。在这里，我们把脊柱看作许多个串联的小关节。

人体内有多种关节。但对我们来说，关节的大小、形状及位置并不重要。一个关节由至少两块相邻的骨骼组成。为了避免骨骼之间的摩擦和冲击，骨骼末端附着一层软骨。此外，膝关节等部位附着的半月板能保证膝关节更好地发挥功能。关节由关节囊固定，关节囊内层为滑膜层，会向关节腔分泌滑液，滑液的作用是润滑关节，并为软骨提供所需的营养物质。

我们在前文中提到，每个关节处都

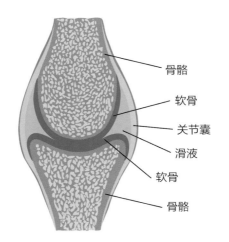

骨骼

软骨

关节囊

滑液

软骨

骨骼

上图是人体关节的基本结构。在两块骨骼
接触时，软骨能起到缓冲作用，而关节囊包围
关节，密封关节腔。

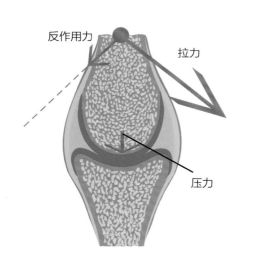

反作用力

拉力

压力

所有关节和脊柱中相连的椎体都遵循同样
的或相似的机制。

有一些肌肉和筋膜缩短，同时有一些肌
肉和筋膜被拉长。如左下方的图片所示，
单块肌肉收缩或多块肌肉协同工作时，
会产生一股将骨骼向右拉的力，而另一
侧被拉长的肌肉和筋膜及相关组织（神
经、血管、皮肤等）必须富有弹性，关
节才能活动。

肌肉被拉长时受到的反作用力和拉
力会在关节中产生压力（压迫关节的力），
从而将两块软骨压在一起。

运动时，关节中的压力不断增大或
减小，使软骨得到滋养。压力增大时，
关节中的代谢产物就会像海绵中的水一
样被挤出去；压力减小时，软骨就会吸
收滑液中的营养物质。

这种机制使关节在人的一生中都可
以完好无损。我们在前文中说过，既不
存在程序性细胞死亡，也不存在一定会
致病的基因。由于较小的、正常的生理
性磨损能通过细胞的更新得到修复，而
过度磨损又不可能由遗传因素造成，所
以人的身体没有理由出现疼痛、关节磨
损或其他损伤的迹象。这种机制同样适
用于椎体之间的椎间盘。

疼痛的成因

但是，为什么有那么多人遭受痛苦，
患上关节病？为什么半月板会磨损，黏
膜或神经会发炎？为什么患有腰椎疼痛的

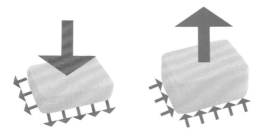

压力增大时，海绵中的液体被挤出；压力减小时，它就会吸入周围的液体。

人这么多？为什么疼痛患者要长年累月甚至一辈子都要吃止痛药？为什么10个耐力项目运动员中，8个都要靠吃止痛药来完成赛程，即使他们仍有足够的体力和精力？为什么有那么多人接受人工关节置换术？为什么许多人置换人工关节后仍然会感到疼痛——甚至有时疼痛会加剧？

传统医学专家认为，疼痛记忆、心理创伤、关节病、椎间盘突出症、炎症、钙质沉着症、脊椎滑脱、下肢不等长等，都是疼痛的成因。

然而我们不这么认为。我们的观点基于我们多年积攒的经验。你在一开始可能完全不认同我们的观点，因为它与专家的意见截然相反。

我们认为：髋关节骨关节病、半月板损伤、钙质沉着症、纤维肌痛综合征、炎症、因疼痛记忆而产生的慢性疼痛、严重的心理创伤——这些都是客观存在的，但在绝大多数（高于95%）情况下，它们与疼痛的关系很小，甚至没有任何关系。

你对我们的观点表示怀疑？这很正常，这显得你既可爱又严谨。不论是谁，如果第一次看见这段话就信以为真，都只能说明他太容易相信他人。

我们凭什么这么说？很简单，因为我们的观点来自我们的经验。我们为何坚持这个观点？多年来，我们在无数的患者身上验证了我们的观点。如果你也遇到了类似的问题，我们很乐意在你身上验证这一点。从2007年我们开设L&B疗法培训课以来，我们观察并记录了所有学员"带来"的疼痛。我们的学员（大多数已被疼痛折磨多年）体验到了我们的疗法的神奇效果。截至2016年3月，在我们观察到的7620例疼痛案例中，96.93%的疼痛患者表示，接受初步的治疗后，他们的疼痛指数降到30%以下，这意味着他们的疼痛指数至少降低了70%；78.45%的疼痛患者表示，经过治疗后，他们已经感觉不到任何疼痛，即疼痛指数降为0。

现在你可能想问我们，我们每天目睹患者的真实情况，能否接受当下的主流观点？我们的答案是：完全不能。那么究竟谁错了？现在，你可以思考哪种观点更符合逻辑且更易理解。一方面是传统医学专家提出的主流观点以及你所熟悉的传统疗法，另一方面是我们根据每天亲眼所见的新案例提出的观点。显然，主流观点并没有提供解决问题的办法，否则患疼痛疾病——当今最大的健康问题之一——的人就不会逐年增多。而我们的疗法能消除疼痛，如果患者接受我们的治疗并坚持练习筋膜瑜伽，就再也不会受到疼痛的折磨。

请你先想一想再阅读下去。你如果有疼痛问题或已经因此做过手术，就一定知道我们在说什么。

在绝大多数情况下，关节病、椎间盘突出症、钙质沉着症、神经系统疾病、炎症等，并不是疼痛的成因。

警戒性疼痛是如何产生的

我们在前文中提到，在大多数情况下，许多疾病与疼痛的产生无关。为什么疼痛完全不受磨损和损伤的影响？请你想一想，为什么很多人的膝盖或背部完全没有问题，他们既没有患关节病和椎间盘突出症，也没有患炎症，但他们却患上了慢性膝关节疼痛或感到背部疼痛？为什么有的人在置换人工关节后，会出现和以前一样的疼痛？对此，有一个常见的回答：这是慢性病或心理因素导致的，需要服药治疗。

现在我们来解决这些问题并厘清为何会出现这些矛盾。

日常运动往往导致关节一侧的肌肉紧绷。但是，如果肌肉一直处于紧绷状态，

没有放松，它就会逐渐失去弹性，此处的筋膜也会随之逐渐失去弹性并粘连，就像用滚烫的水洗过的毛衣一样缩短并失去柔韧性。在运动过程中，牵引筋膜的肌肉，即施力较大的肌肉，要用力拉长对侧不灵活的肌肉、筋膜和周围的组织。这会导致该侧的肌肉因使用过度而变得过于紧绷，进而给关节带来负担。

你是否用砂纸打磨过木头？如果用过，你就知道压力的作用有多重要。按压砂纸的力度越大，去除的木料就越多。该原理也适用于关节。当持续不断的压力使软骨中几乎不留任何液体时，软骨就会受到损害。

你的身体能通过感受器监测到这一情况，并向大脑发出相应的信号。一旦软骨的磨损程度超出其自我修复能力，身体就会立即采取行动，因为关节磨损会导致人的生存能力降低。

但是，身体会怎么做呢？身体对缩短且粘连、无法轻易拉伸的筋膜无能为力。就像发动机生锈一样，只有从问题的根源入手才能阻止危险的发生，而问题的根源就是肌肉过度紧绷和筋膜粘连。所以，身体的行为完全合乎逻辑，它会根据危险的程度，将足够强烈的疼痛投射到合适的位置。这种疼痛会提醒身体的主人不要做会使软骨或椎间盘受到过大压力的运动。这种疼痛与关节的结构及关节可能受到的损伤无关，仅起警告作用，因此我们称之为警戒性疼痛。我

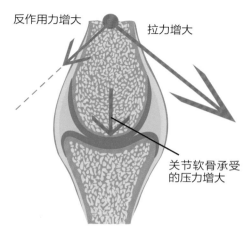

反作用力增大

拉力增大

关节软骨承受
的压力增大

拉力和反作用力增大导致两块骨骼的挤压更猛烈，关节软骨承受的压力更大。

们再次强调，警戒性疼痛是一种由大脑产生的感觉，在大多数情况下与关节炎或椎间盘突出症无关。

据此，我们终于能够解释为什么有些人患有强烈的慢性疼痛，而其关节软骨和关节的其他部分或周围组织却完好无损。或者反过来说，为什么有些人患有椎间盘突出症或关节炎，却没有任何疼痛感，以及为什么即使存在关节磨损的现象，警戒性疼痛也可能被消除。

你不要相信疼痛记忆、心理创伤及纤维肌痛综合征等会导致疼痛产生，不需要加入让你学会忍受疼痛的学习小组，也不用做不必要的手术——切断或剔除神经，向关节注入放射性物质，矫正骨骼的位置。最重要的是，你不需要像吃糖果一般不停地吃止痛药，也不需要安装止痛泵或置换人工关节。老年人不应被告知，随着年龄的增长，生活在疼痛之中和关节活动受限是无法避免的。

你可以很明显地看出，传统医学的疗法并没有解决真正的问题——肌肉过度紧绷和筋膜粘连。

然而有一个问题仍然没有确切的答案：如果人体是完美的，那么为什么在紧急情况下，警戒性疼痛能保护我们免受磨损，却不能彻底解决已经出现的问题？

当你因做某个动作而感到疼痛时，你会怎么做？你会停止做这个动作。这就是警戒性疼痛的意义。但一直不做这个动作也会导致不好的结果，因为这样一来，某些关节就再也得不到充分活动了。我们已经解释过，关节软骨通过活动获取营养物质，这一点同样适用于椎间盘。警戒性疼痛"阻拦"的动作越多，软骨得到的"食物"就越少。如果你一直吃得很少，你的身体的各项功能就会退化，最终你会因营养不良而濒临死亡。关节软骨如果一直无法吸收足够的营养物质，就会逐渐退化，变得越来越薄，最终彻底消失。

> 警戒性疼痛与关节的结构及关节可能受到的损伤无关，是由肌肉过度紧绷和筋膜粘连导致的。

"进化的死胡同"

你如果坚持阅读到此处，就能理解"进化的死胡同"是什么了。我们认为，从基因的角度来看，身体并不适应日常生活中会导致关节活动受限的运动。我们进一步猜想，人体内的警戒性疼痛程序能使在意外事故中受到损伤的肌肉骨骼系统尽可能地痊愈，而非针对生活中普遍存在的"日常事故"（关节达到某些在日常生活中达不到的活动度）。简单来说，当你做可能导致肌肉和筋膜损伤或撕裂的动作时，保护性的警戒性疼痛就会产生，以免身体出现危险。然而，你在日常生活中的行为举止使肌肉的紧绷程度和筋膜的粘连程度不断增高，很容易损伤肌肉和筋膜。你如果继续做这种运动，你的身体就会出现一种非基因设定的、久久无法消退的疼痛。

如果你的肌肉紧绷程度和筋膜粘连程度持续增高，就会导致另一个毁灭性的后果——警戒性疼痛进一步限制你的关节活动，关节软骨营养不良的问题加重，甚至出现关节软骨坏死的现象。

这种情况会导致你进入"进化的死胡同"。传统医学的疗法无法打破这个僵局。你如果听之任之，不再运动，你的软骨就更容易坏死；你如果无视关节的疼痛，关节就极易磨损殆尽；你如果长期服用止痛药，那么就极易诱发关节病；你如果因椎间盘突出症、关节病等

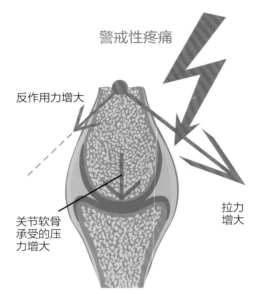

疾病而做椎间盘手术或置换人工关节，那么导致疼痛的原因依然存在——在此类手术后的最初一段时间内，疼痛会减轻或消失，但这是因为麻醉剂暂时缓解了肌肉过度紧绷和筋膜粘连的问题。你是否意识到了这一点？我们说过，手术通常只能缓解疼痛，因为麻醉剂会使肌肉放松，也就是说，导致疼痛的肌肉过度紧绷的状态有所缓解。在医疗条件差的地区，医生们利用这种原理，给疼痛感剧烈的患者注射麻醉剂，以缓解患者的痛苦。他们的经验告诉他们，这些患

如果关节软骨承受的压力过大，导致其无法自我修复，那么在基底神经节和导水管周围灰质的协调下，身体就不会做会造成磨损的运动。无论关节的健康状况如何，这种情况都会发生。

者在之后的一段时间内不会感到疼痛，他们认为这是一种非常实用的方法。

如果在接受肌肉骨骼系统手术后，患者的疼痛彻底消失了，一般情况下，这是因为患者出院后继续做康复训练，而非关节结构得到了修复。

顺便一提，人平均每天 11.5 小时是坐着的，也就是说人体长时间保持某几个特定的姿势。在出现于膝盖、髋部、腰椎、胸椎、肩部等部位的疼痛中，80%是由长时间保持固定的坐姿引起的。因此，对人体来说，固定的坐姿是真正的"杀手"。疼痛的成因之一是坐姿固定，而任何一个知道该如何解决这一问题的人都可以连续坐 15 个小时而不出现任何疼痛。你大概能够想到，练习筋膜瑜伽就是解决这一问题的方法，每天只需 15 分钟就能完成。

现有运动方式的弊端

如今，人们身上出现的疼痛，大多是由关节活动受限造成的。到目前为止，你在本书中读到的所有内容都可以证明这一点。

我们在这里讨论的不仅是理论上的可能性。本书中描述的身体的变化是现有的运动方式带来的必然结果。导致关节活动受限的运动能否使你的关节受力均衡，通常取决于你的运气。幸运的话，你能通过你的爱好、运动、职业所涉及的动作锻炼那些缩短的肌肉和筋膜并增大肌张力；不幸的话，你在日常生活中做的动作会导致疼痛、关节磨损和身体其他部位受损。

因此，你要记住：在大多数情况下，导致关节活动受限的运动是疼痛的成因之一，做小角度运动或保持单一角度姿势就会造成这样的负面影响。你如果经常充分地活动关节，这些负面影响就不会发生，你的肌肉骨骼系统就能完美地发挥作用，而不会出现疼痛、关节磨损或关节活动受限的情况。

哪些运动会导致关节活动受限

做那些会导致关节活动受限的运动是一切问题产生的源头。其实每个人都是"专业运动员"，能随意做各种运动。从生物学的角度来看，每个关节都应得到充分的活动，否则基因做出这样的设计就没有意义了。做那些会导致关节活动受限的运动始于人类久坐不动的习惯。随着科技的进步和发展，越来越多的人被迫养成了这样的习惯，而且，在当今的信息时代，久坐不动的现象更加普遍。在这个时代，一切事物都在以令人惊讶的速度变化发展，而人类的运动量却越来越少。

使用电脑的办公族，演奏乐器的音乐家，从事特定运动项目的运动员——他们越专注地做自己的领域的工作，就越能在职业生涯中有所建树。这就是练习的意义。熟能生巧是众所周知的道理。但是，技能提高的速度会逐渐变慢。比如，由于难以忍受的疼痛，运动员的成绩提高缓慢、逐渐停滞，甚至出现成绩倒退的情况。这就是顶尖运动员们经常经历的事情。

运动方式进化的"盈亏平衡"

在人类的运动量和运动方式越来越少的情况下，运动方式的进化陷入了困境，其发展趋势存在矛盾。一方面，人类拥有完美的身体构造，擅长做各种能充分活动关节的运动。运动的多样性与人体功能的多样性在很多层面上都存在联系。你将在下文中看到，这些联系远远超出你之前对疼痛、关节磨损和关节活动受限的认知。

另一方面，从人类养成久坐不动的习惯开始，人的运动方式就变得越来越少。正因为不同专业的群体之间分工明确，人类才步入了现代文明社会。当然，为了尽可能地以最好的方式开展社会活动，人们分工合作，专注地从事不同的职业和活动，因此每个群体形成特定的运动方式是不可避免的。自工业革命以来，人类的身体不断受到伤害，如今到了信息时代，人类的身体几乎要被摧毁。这两种对立的发展趋势显然限制了社会及个人的发展。

因此，人们必须找到对策，按照人体生理学规律，消除人们在发展中面临的限制，至少尽可能地减少限制。在下文中你将看到，筋膜瑜伽为什么能够以及如何实现这一点。

在大多数情况下，疼痛的成因是做了那些会导致关节活动受限的运动，比如做小角度运动或保持单一角度姿势。如果你经常充分地活动各个关节，你的肌肉骨骼系统就能无痛、不受限制地发挥作用。

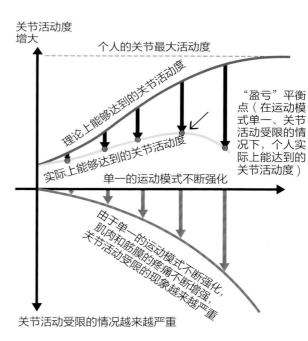

上图说明了运动方式进化的"盈亏平衡"。

如图所示，与理论上能够达到的关节活动度相比，实际上能够达到的关节活动度明显较小。随着单一运动模式不断强化，关节活动度增大的幅度越来越小；到达"盈亏"平衡点时，关节活动度不再随着单一运动模式的强化而增大；而随着单一运动模式不断强化，关节活动受限的情况越来越严重，关节活动度会因疼痛的增强和肌肉、筋膜的缩短而减小。即使我们不具体地描述图中各曲线之间的关系，你也能看出你需要通过做多种高质量的运动来逐渐缓解疼痛，使实际上能够达到的关节活动度不断接近理论上能够达到的关节活动度。

关节活动受限会导致筋膜粘连

如你所知，筋膜参与每一次运动。每当肌肉受到刺激时，其附近的筋膜也会做出反应。筋膜不断地适应身体的变化，其形态不断被重塑。负责这一切的是"建筑工"——成纤维细胞。人在运动时，成纤维细胞会根据自身受到的负荷，不断地重塑三维的筋膜网络。而每天 24 小时持续不断制定"施工计划"的则是"工程师"——不同的运动方式对关节造成的负荷。当然，某一部位的筋膜也会对身体其他部位的筋膜承受的压力和产生的张力做出反应，但对筋膜影响最大的仍然是运动方式对肌纤维的刺激。关节活动度越小，筋膜结构的变化就越大，就越偏离理想状态。理想状态的筋膜应为网状结构，就像长筒袜一样富有弹性和柔韧性。

罗伯特·施莱普能够证明，健康的筋膜巧妙有序的网络状结构会随着人的运动量的减少而逐渐消失，导致筋膜粘连、僵硬、没有弹性并且容易撕裂。这会增大关节的负荷，最终导致疼痛和磨损的出现，并使相应部位变得容易受伤。

僵硬的筋膜会对骨骼产生负面影响

拉力不断增大会导致骨骼受损。有肌腱的部位尤其容易受到拉力的影响，因为肌肉和筋膜传递的力会到达此处。如果这个力超出骨骼和骨膜的承受范围，身体就会因想要修复此部位或增强此部位的承受能力而产生过度反应。这种反应常被误诊为需要使用可的松等消炎药来治疗的炎症。当疼痛缓解时，人们会认为可的松治愈了炎症。我们认为这是完全错误的，因为可的松的作用是软化筋膜。根据我们的经验，疼痛之所以减轻，是因为变软的筋膜弹性增大、紧绷程度降低，而筋膜紧绷才是疼痛产生的主要原因。因此，这种方法并不能真正解决问题，甚至会带来风险，因为变软的筋膜可能被过度拉伸，有患者在长期使用可的松治疗的过程中发生跟腱撕裂的情况。

随着时间的推移，骨骼会因拉力较大而变形。拉力会撕裂骨膜，随后成骨细胞会增殖到骨膜撕裂所形成的空洞中，导致骨赘的形成。当人的足跟骨处形成骨赘，并且人感到疼痛时，很可能认为是骨赘导致了疼痛。然而，骨骼承受压力并不会引起疼痛。人之所以感到疼痛，是因为警戒性疼痛感受器在此时被激活。这些感受器位于骨膜中，骨膜受到的拉力越大，它们就越敏感。

对疼痛进行针对性治疗

我们所说的警戒性疼痛感受器是游离神经末梢。如果关节或脊柱有危险，它们就会迅速与警戒性疼痛程序接通。人们曾认为这些游离神经末梢的结构是固定的，而如今，人们知道它们可以根据身体的感觉来执行不同的任务。例如，在身体感到疼痛时，它们就会充当警戒性疼痛感受器。

现在，我们想告诉你一些好消息：在过去的30年里，我们对人类骨骼的72个存在警戒性疼痛感受器的部位做了系统性的研究和分类。我们可以消除或大幅缓解这72个部位上几乎所有的疼痛，而且在患者第一次治疗时，几分钟内就能起效。即使是多年的慢性疼痛及（或）严重的损伤，如关节病、椎管狭窄、椎

间盘突出症、半月板损伤及因类似的疾病引起的疼痛，也可以得到缓解。此外，L&B疗法对偏头痛或纤维肌痛综合征的疗效也十分显著。我们知道，这些文字会引起许多人的怀疑，甚至愤怒。不过这也是一件好事，你应当保持批判的态度。如果你感到难以置信，但你正在遭受疼痛的折磨，不妨尝试向使用L&B疗法治病的医生或物理治疗师咨询。

为了使你了解L&B疗法的疗效为何如此显著——最重要的是如此迅速——我们将为你介绍患者的身体在治疗过程中发生的变化。当L&B治疗师按压这72个部位时（他们知道按压哪里可以缓解哪种疼痛），患者体内对应的感受器会直接向大脑发送信号。当这些部位承受压力时，大脑会按照接收的信号删除或优化基底神经节中不利于健康的、会导致肌肉过度紧绷的运动程序。在2009年开展的一项小型研究中，我们通过肌电图（EMG）直接观察到患者基底神经节中的变化。只要肌肉紧绷程度降低，疼痛就会减轻。

为什么这么快就会发生变化？因为基底神经节中的运动程序就像电脑中的程序一样，只需动动手指，程序就会被删除、改写或被其他程序取代。L&B疗法利用的是同样的原理。按下"按钮"（警戒性疼痛感受器），就可以缓解甚至消除某种疼痛。我们在过去的30年里最主要的工作就是弄清楚哪些"按钮"对应

哪种疼痛。这些特殊的感受器会在按下"按钮"的一刻与大脑连接，并改写或删除大脑中对应的程序。

肌肉、筋膜、骨骼和肌腱中还存在许多其他感受器。L&B疗法的原理是通过刺激这些感受器使相应部位的过度紧绷状态得到缓解。L&B疗法与其他疗法，如触发点疗法、筋膜异常模型疗法、穴位按压、深层肌腱按摩、罗尔夫结构整合疗法等的区别在于按压的部位、强度和持续时间。我们在使用L&B疗法时按压的部位是经过研究确定的。L&B疗法的效果之所以如此显著，是因为按压的部位与大脑有直接的联系。大脑内与这些部位有关的程序会被重置，回到基因设定的初始状态。

大脑内的有关程序被重置后，大脑会以另一种方式控制紧绷的肌纤维。无数的感受器会再次测量身体各个部位能够承受的拉力、压力和其他力，并将测量结果传送到大脑。大脑会对比测量结果，并评估该部位所面临的危险的程度。如果危险程度降低，疼痛就会缓解，甚至完全消失。

> 按压警戒性疼痛感受器，可以迅速改变或删除大脑基底神经节中不利于健康的、导致肌肉过度紧绷的程序。最终疼痛会缓解，甚至完全消失。

身体会做出决定

上述通过按压身体某些部位来消除疼痛的过程完全符合人体的生理构造。服用止痛药、注射麻醉剂或用医疗手段切断神经都能抑制或阻止身体产生疼痛，但可能导致致命的后果——关节磨损和身体损伤越来越严重。抑制疼痛的产生意味着身体无法通过疼痛发出警报，患者就会"无痛"地继续运动，直至病情恶化。

L&B疗法不会对身体造成伤害。我们利用人体内的感受器，使过度紧绷的肌肉和筋膜恢复正常状态。我们让身体决定是否终止疼痛，因为只有身体知道这样做是否正确。这样一来，身体仍然需要的、用来保护自己的疼痛就不会完全消失。例如，你如果手臂骨折，却没有及时发现，那么在这种情况下产生的疼痛虽然可以暂时得到缓解，但很快疼痛就会加重。

因此，L&B疗法非常适合用来鉴别诊断。如果经过我们的治疗，患者的疼痛大幅减轻甚至消失，我们就可以确定患者的疼痛是由肌肉过度紧绷和筋膜粘连引起的，即使患者患有非常严重的关节病或脊柱损伤。在这种情况下，使用L&B疗法可以让患者彻底摆脱疼痛的困扰。但是，如果经过我们的治疗，患者的疼痛没有明显地减轻，那么该患者可能病情危重。一旦发生这种情况，我们会立即请有关专家对患者进行会诊以查 明患者疼痛的原因。

警戒性疼痛的形成过程及治疗方法：

形成过程：

·采用会导致关节活动受限的运动方式：做小角度运动（跑步、吃饭等），保持单一角度姿势（站、坐等）。

·运动程序在大脑的基底神经节中产生，并不断被改写或删除。

·关节活动受限，由运动程序控制的肌肉的紧绷程度增高。

治疗方法：

·刺激相应部位的警戒性疼痛感受器，基底神经节中的运动程序被改写或删除。

·关节活动受限，筋膜失去完美的网状结构，变得粘连且僵硬。

·骨骼承受的拉力过大，关节和脊柱的健康受到负面影响。

·身体各处的感受器向大脑报告异常的测量值，表明身体即将受到伤害。此时警戒性疼痛感受器被激活，疼痛产生。

·坚持练习筋膜瑜伽，使肌肉和筋膜持续处于松弛状态，疼痛就会持续缓解直至消失。

"四心"模型

很多年前，我们在一名因患肩袖钙化性肌腱炎而疼痛难忍、肩关节活动受限的患者身上观察到了一些现象。在我们用 L&B 疗法消除了患者的疼痛后，患者开始做一些能充分活动肩关节的运动；一段时间后，我们通过观察 X 射线影像发现患者的肩袖钙化现象减轻了；又过了一段时间，我们发现患者的肩袖钙化现象完全消失了。这说明，人体有能力分解由自身原因导致的钙质沉积物。

从生物学的角度讲，人体不经常活动的部位比经常活动的部位新陈代谢慢，但我们一开始并没有考虑到这一点。后来我们遇到了几位创伤后骨萎缩患者，在接受了我们的治疗后，他们的病情持续好转。患这种疾病的人，受伤部位的组织会退化甚至坏死。这些患者身上的积极变化让我们更加清楚地认识到，我们的疗法一定能够极大地提高新陈代谢，否则不可能产生这样的效果。

此外，我们遇到了一位在培训初期患有双手手背部急性炎症的学员。经过为期 4 天的培训和治疗，患者的炎症被彻底治愈。她的丈夫是位医生，他对此感到十分不解。所以，我们现在来深入细致地探讨这一问题。

"1 号心脏"——心脏

我们知道，血液在身体里流动，把营养物质和氧气运送到需要的地方；我们也知道是心脏将血液泵入身体的各个部位。血液通过静脉回到心脏，随后被心脏泵到动脉里重新进入循环。心脏及其功能是所有人都知道的，我们将心脏称为"1 号心脏"。

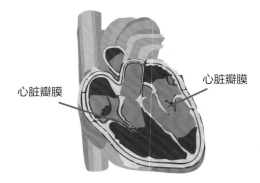

心脏瓣膜　　　　　　　　　心脏瓣膜

不停跳动的心脏是血液流动的主发动机。心脏的结构十分巧妙，心肌为心脏提供将血液输送至身体各处的驱动力，而心脏瓣膜就包裹在心肌之中。

"2 号心脏"——静脉瓣和毛细血管薄膜

与静脉相比，动脉中的压力更高。如

果动脉破裂，血液就会喷涌而出；如果静脉破裂，血液流出的速度则慢得多。这是因为血液经过总长度约 160 000 km 的毛细血管构成的毛细血管网、从动脉流向静脉时，压力骤降。这就是为什么我们将动脉网称为高压系统，将毛细血管网和静脉网称为低压系统。

虽然心脏的泵血能力很强，但它提供的动力远不足以保证血液完全回流。因此，静脉中存在防止血液倒流的静脉瓣，使静脉具有与心脏的泵血功能相似的功能。心脏通过心肌的收缩来泵送血液，而静脉则通过其周围的肌肉收缩时产生的压力来使血液流动。

静脉附近的肌肉收缩，对静脉血管壁施加压力，从而使静脉中的压力增大。静脉中的血液会压迫血管壁和静脉瓣，这样一来，一个静脉瓣关闭时，另一个静脉瓣就会打开。此时，血液只能流经打开的静脉瓣，回流的方向就得到了保证。

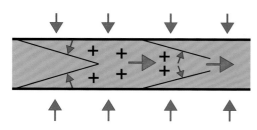

静脉瓣保证静脉中的血液只朝一个方向流动。

现在让我们来看看庞大的毛细血管

网。令人难以置信的是，人体内毛细血管的总长度约为 160 000 km。它们的直径很小，约为 0.006 mm，正因如此人体才能装下数量如此庞大的毛细血管。毛细血管连接动脉和静脉，保证了血管和细胞之间的物质交换。这些血管是如此细小，以至于红细胞必须改变自身形态才能穿过它们。这样一来，动脉中的高压在哪里消失就很明显了。所以，要保证血液在毛细血管中的流动畅通无阻，并不是非常容易的。

如果流体力学工程师设计这样的系统，他们会在毛细血管中安装额外的泵，以确保血液流量良好。但事实上，即使在最细的毛细血管中，依然存在这样的泵：生长在毛细血管中的微小的结缔组织薄膜与静脉中的静脉瓣执行着相同的任务。但是，西医尚未确定这种薄膜的功能。苏联的研究人员在 20 世纪 50 年代发现了这种薄膜：生物力学教授弗拉基米尔·纳扎罗夫（Vladimir Nazarov）在动物实验中展示了肌肉如何通过这些毛细血管中的薄膜真正发挥其泵血功能。

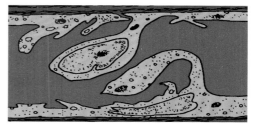

虽然毛细血管薄膜的构造不那么特别，但其功能清晰可见。

"3号心脏"——筋膜网络

你要知道，氧气和营养物质先穿过具有通透性的毛细血管壁渗入胞间隙，再进入细胞。胞间隙和细胞外基质对我们的健康极为重要，细胞所需的营养物质、组成物质和氧气都被送到胞间隙，细胞代谢产生的废物也都排到胞间隙。筋膜分布在胞间隙中，而胞间隙中充满组织液。

如前文所述，健康、灵活的筋膜具有完美的网状结构。这种结构允许组织液通过，营养物质可以通过筋膜传输。当然，如果筋膜粘连，传输就没那么容易了。如果你能够做所有符合基因的设定的运动，你的筋膜就能具有良好的结构，营养物质和氧气就能更好地进入胞间隙，从而更容易到达细胞，而细胞代谢的废物也能更好地运回与静脉相连的毛细血管。

目前，最新的筋膜研究正在讨论筋膜粘连在细胞变性中的作用，也包括其在癌症的发病机制中的作用。细胞变性很有可能是筋膜粘连导致的——胞间隙被废物填满，导致细胞所需的营养物质和氧气供给不足，而细胞代谢产生的废物也无法被运出。这种情况下，细胞几乎无法呼吸。这或许可以解释，为什么癌细胞的新陈代谢过程不需要氧气：癌细胞周围有一层由结缔组织构成的屏障，能够保护自己不被免疫系统破坏。有没有可能是粘连的筋膜阻碍了新陈代谢，从而导致癌细胞的生成？无论如何，这说明了保持筋膜的通透性和良好的结构是多么重要。筋膜网络对物质的运输很重要，我们将筋膜网络称为"3号心脏"。

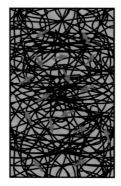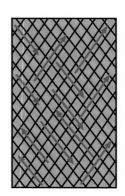

通透性较差及粘连时筋膜的结构（左）与通透性较好时筋膜的结构（右）。

筋膜分布在胞间隙中，胞间隙中充满组织液。

"4号心脏"——骨骼和筋膜的压电效应

如果人眼能看见电磁场，就能观察到人在运动时身体各处都在闪光。

现在我们来看看营养物质进入细胞的最后冲刺阶段。营养物质聚集在细胞膜周围，请求进入细胞。但真正进入细胞还需要通过几个关卡。

只有细胞膜的电位差达到70～

90 mV，细胞才能识别信号和发出控制指令，营养物质的进入和代谢废物的排出才能畅通无阻。每个细胞每秒要控制约 100 000 个生物过程，而人类拥有几十亿个细胞。这令人难以置信，不是吗？顺便一提，癌细胞的细胞膜电位差只有 20~30 mV。由此可见，细胞膜电位差保持正常是多么重要。

那么，电位差从何而来？它是生物化学反应和生物物理反应的结果。尽管在 100 年前，电就已经应用于临床治疗，但电位差至今仍未受到重视。20 世纪 60 年代，美国的内科医生贝克尔（Becker）对人体生物电学做了研究。他指出，运动时，筋膜——特别是与骨骼相连的筋膜——和晶体作用类似，它们承受一定的压力，并因压电效应而产生交变电场。骨骼中的钙离子会调整这些交变电场的电流。细胞直接从交变电场中吸收电能，为细胞膜提供足够高的电位差。

生物学家乌尔里希·瓦恩克（Ulrich Warnke）也做了相关的研究。他根据这项研究的成果发明了能够产生电磁场的设备。如今，这种设备已经在市场上流通。这种设备多是垫子，使用者躺在垫子上就可以接受电流的"刺激"。这种设备旨在帮助使用者依靠外力而非通过运动来产生电磁场。我们建议你在使用这种垫子时小心谨慎。有些人指出，这种垫子会产生有害健康的电磁雾。你如果需要使用这样的辅助设备，应当确保其产

生的电磁场对你的身体具有积极影响。

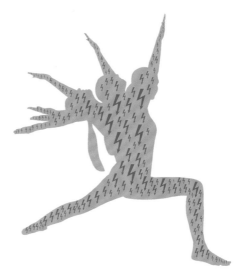

如果人眼能看见电磁场，就能观察到人在运动时身体各处都在闪光。

我们更希望你通过运动来产生电磁场，并专门为此设计了理想的运动方法。通过运动产生的电磁场对身体而言是最好的，因为这是基因所预期的。

不过，对于不能充分、随意地做运动的患者，我们有另一条建议：使用"气功训练器"。患者保持仰卧姿势，将脚踝放在该器械上，通过手动调节器械来控制脚踝摆动的幅度。这样一来，筋膜和骨骼就会因运动而被施加很大的拉力，15 分钟后患者就能感到一阵令其清醒的刺痛。你只有亲身感受过，才会相信我们所说的话。不过我们还是要强调：你如果能够充分、随意地做运动，还是应

当通过运动来促进电磁场的产生。

此外，我们认为，平衡由电磁雾造成的人体电场紊乱的方法十分有限。手动控制的运动，更准确地说，借助器械来维持身体运动是为数不多的方法之一。我们无法估计手动控制的运动能够起到多大作用，不过我们对此持乐观态度，即使外部形成的电磁场会对人体造成伤害，人体自身的电磁场也可以起到积极的作用。正常的细胞膜电位差是细胞新陈代谢必不可少的，我们将能将动能转化为电能的、骨骼和筋膜的压电效应称为"4号心脏"。

"四心"模型
"1号心脏"：心脏
"2号心脏"：静脉瓣和毛细血管薄膜
"3号心脏"：筋膜网络
"4号心脏"：骨骼和筋膜的压电效应

向"有意识的无能"转变

你接收到的新信息越多，就会越来越接近"有意识的无能"状态。这能为你带来巨大的好处，但也可能令你感到不适。其好处是你会明白疼痛和疾病的发生并非偶然，并理解为何不做运动会为病痛埋下隐患。仅仅是这一点，就能让你看到远离病痛的希望。

但是，了解得太过透彻也会令你感到不适。如果这些信息都是真的，你就不能再把自己的疼痛和疾病归咎于环境不好或命运不公了。但你不必担心，因为我们为你准备了解决方案。而且，当你看到这些解决方案是多么容易实施时，你就会抛开一切顾虑。一直以来，我们都在尽力确保我们的方法能够让你尽可能少地努力，而最大限度地达到理想状态。

简单、直接地保持健康的方法

现在，我们将许多真实信息汇集起来。基于你现在所知道的信息，你怎样做才能保持健康并远离疼痛？

100% 的关节活动度

想必你还记得我们曾多次提到的"尽可能地充分活动关节"和"关节活动度达到100%"，二者含义相同：尽可能地使关节活动度达到理论上能达到的活动度。关于这一点，我们会向你详细地解释。

右图表示一个人所有的关节。由于每个人的体形、身材比例、关节状况及身体的其他条件都有所不同，因此每个人的关节活动度也不同。我们也可以将该区域视为人在运动时达到的关节活动度。如果人在运动时充分活动关节，那么在人体内的各个部位，"四心"都能充分发挥其功能。严格地从数学角度来看，这个图像在细节上并不准确，但它大致能阐释我们的观点，而且非常直观。

现在，我们假设一个人能够充分活动的关节占全身关节的比例为20%，活动受限的关节占全身关节的比例为80%。

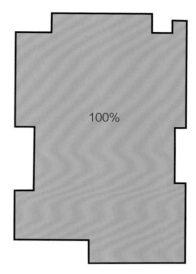

设一个人所有的关节为 100%。

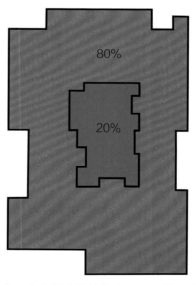

在一个人所有的关节中，20% 的关节能够充分活动，80% 的关节活动受限。

"四心模型"和关节活动度

一个人的"四心"在其能够充分活动的 20% 的关节附近的组织内，活跃程度有多高？

我们在图中应用"四心"模型，这两张图片可以展现能够充分活动的关节附近区域的现状。至于这些区域内是骨骼、筋膜、肌肉、神经、血管还是皮肤，都无关紧要。重要的是，人体所有的细胞都必须吸收营养物质和氧气，同时排出代谢废物和二氧化碳。

在能够充分活动的 20% 的关节附近的区域内，"1 号心脏"——心脏——能否充分发挥其功能？

答案是肯定的。心肌的收缩是独立于人体的运动进行的。不过在做运动时，心脏会更加活跃，因为运动会使心跳加速。

在能够充分活动的 20% 的关节附近的区域内，"2 号心脏"——静脉瓣和毛细血管薄膜——能否充分发挥其功能？

答案是肯定的。在运动时，静脉受到肌肉的挤压，静脉瓣发挥其功能时，血液就会按照正确的方向流回心脏。

在运动时，毛细血管会被收缩的肌肉所挤压，能充分发挥其功能。

在能够充分活动的 20% 的关节附近的区域内，"3 号心脏"——筋膜网络——能否充分发挥其功能？

答案是肯定的。在运动时，成纤维细胞能构建和维持健康、通透性强的筋膜网络。

在能够充分活动的 20% 的关节附近的区域内，"4 号心脏"——骨骼和筋膜的压电效应——能否产生预期的电磁场？

答案是肯定的。在运动时，骨头和筋膜会承受负荷，引发压电效应，从而产生电磁场。

> 在能够充分活动的 20% 的关节附近的区域内，生理过程能按照基因的预期进行，新陈代谢也能正常进行。

现在我们来看看活动受限的 80% 的关节附近的区域，并提出相同的问题。

在活动受限的 80% 的关节附近的区域内，"1 号心脏"——心脏——能否充分发挥其功能？

答案是肯定的。心肌的收缩与人体的运动是独立进行的，即使人安静地躺着，心脏依然会跳动并完成其工作。

在活动受限的 80% 的关节附近的区域内，"2 号心脏"——静脉瓣和毛细血管薄膜——能否充分发挥其功能？

答案是否定的，"2号心脏"的功能会大幅下降。肌肉的运动和由此产生的压力是静脉瓣发挥作用的先决条件。此外，静脉瓣受两种轻微的活动的影响。第一种是身体产生的一种不自主的肌肉震颤，其作用是在人休息时提供极小的压力。但这种震颤通常很轻微，只能通过仪器检测到，人对此没有任何知觉。第二种是心脏跳动时，动脉的搏动会间接导致静脉的压力增大。不过，只有在动脉和静脉均密集分布的部位，这一点才能实现。但仅仅靠这两种活动无法使"2号心脏"正常发挥其功能，这样一来，血液循环就会出现问题。

如果人在日常生活中长时间站着或坐着，或者长时间不充分活动腿部，血液就很容易积聚在腿部静脉中（尤其是对老年人而言），导致静脉的直径不断增大，最后，静脉瓣无法完全闭合。到那时，血液流经腿部的深静脉时就无法完全回流，于是很大一部分血液就只能通过腿部的浅静脉回流。长此以往会导致静脉曲张，并且能够观察到皮肤表面凸出的静脉，这往往意味着腿部的深静脉因血液淤滞而遭受了极大的损害。

毛细血管薄膜的功能也会大幅下降。肌肉震颤和动脉搏动对毛细血管产生的压力显然不足以保证毛细血管中的血液正常循环。有一个现象能够解释其中的道理：长期卧病在床的人必须经常翻身，否则其皮肤和皮下组织就会越来越

薄，局部皮肤变得潮湿，出现破损，甚至导致压疮。人们在睡觉时不断翻身的行为，是身体为了尽可能地保证夜间新陈代谢而采取的措施。

有趣的是，传统医学界认为病理性震颤比生理性震颤更强烈。莫非较强的病理性震颤是身体采取的一种促进血液循环和新陈代谢的措施？也许"抖腿"就是身体发出的信号。这种问题主要发生在老年人身上。腿部离心脏较远、血液供应量较少，因此"抖腿"可能是一种新的"久坐病"。

在活动受限的80%的关节附近的区域内，"3号心脏"——筋膜网络——能否充分发挥其功能？

答案是否定的，"3号心脏"的情况同样不容乐观。运动的目的是使筋膜形成良好有序的网状结构，以便营养物质顺利穿过筋膜并进入细胞。然而我们知道，运动量越少，筋膜的结构就越不规则；筋膜越粘连，营养物质就越难进入细胞。如果这种情况持续下去，就会引发非常严重的后果：进入细胞的氧气和营养物质不足，代谢产生的二氧化碳无法顺利排出，越来越多的代谢废物在组织中积聚，导致组织慢性酸化。

我们将粘连的筋膜比作死水池塘：池塘里长满了水生植物，由于没有活水流入，所有东西都缠绕在一起。整个池塘散发着臭味，里面尽是腐烂、发霉的

东西。一个人如果常年不运动或运动得太少，他的身体就会发生类似的变化。

缺乏运动对人体产生的负面影响主要体现在两个方面：一方面，筋膜粘连，其机械屏障功能越来越强；另一方面，"搅拌运动"随运动持续产生，体液流动加快。运动量不足时，组织液中压力的变化不明显，引起的"搅拌运动"也不足以维持胞间隙中组织液的循环。尽管很多人对此并不在意，但这种状况确实可能引发许多严重的疾病，我们在前文说过，有些研究人员认为这种废物堆积的状况甚至可能导致癌症。

当然，截至目前，在我们讨论的致病因素中，还有一项因素会影响筋膜的健康：饮食结构。关于这一点，我们将在第二章讨论。

在活动受限的 80% 的关节附近的区域内，"4 号心脏"——骨骼和筋膜的压电效应——能否充分发挥其功能？

答案是否定的。我们将"4 号心脏"比作脚踏式发电机。车轮的滚动产生电能，为灯具提供电力。当发电机停下来的时候会发生什么？灯光会消失。当然，这个比喻和身体的实际情况相比略显夸张，因为人无论如何都会运动，哪怕只是呼吸。但这样清晰的画面让我们意识到体内这些生物过程的重要性，令我们警醒。很明显，在活动受限的关节附近的区域内，人体产生的电能严重不足。

你如果还无法理解，那么下面这个案例能够帮助你。一个人如果长期卧病在床，那么在某个时间点之后，即使他的病已经好了，他还是会越来越虚弱；但他如果站起来活动一下身体，或者做一些很简单的体操，身体就会好很多。我们不能说这种情况只与"4 号心脏"有关，但我们认为"4 号心脏"起到了重要的作用。你如果有气功训练器（我们前面提到过这种仪器），可以使用 15 分钟，看看会发生怎样的变化。结果会令你惊讶。

实际上，压电效应产生的生命力随人的运动量的增加而增加，你可以很直观地感受到这一点。然而，许多人并没有把生命力和压电效应联系起来，因为大多数人并不熟悉这种联系，或没有在进行力量训练或耐力训练时注意到这种联系。他们普遍认为，是氧气和血液循环使他们精力充沛。这种观点也没错，因为氧气和血液循环以及压电效应确实是同步发挥作用的。使用电磁垫的人坚信电磁场与健康有关，但他们往往不知道，运动可以自然地产生这种电磁场。

"四心"在能够充分活动的 20% 的关节附近的区域内和在活动受限的 80% 的关节附近的区域内能否充分发挥作用		
	在能够充分活动的 20% 的关节附近的区域内	在活动受限的 80% 的关节附近的区域内
"1 号心脏"	√	√
"2 号心脏"	√	×
"3 号心脏"	√	×
"4 号心脏"	√	×

运动是生命的主要动力

是时候得出结论了。在当今大多数人的身上，与日常锻炼密不可分的基本生理机制只能在非常有限的范围内运行。如今我们意识到，如果人很少运动或根本不运动，疾病或疼痛必然出现。疾病的产生并非源于突发的情绪因素，也并非偶然，而由人在生活中的行为日积月累所致。

我们无须介绍生物医学的细节，你也能认识到颗粒和气体在细胞内外的运输是最基本的问题之一。如果运输的通道被阻塞，细胞就无法吸收营养物质及排出代谢废物，最终形成恶性循环。如果不做运动，即使你将生活中其他有益健康的因素产生的有利影响全部最大化，你的身体也会出现问题，因为越来越多的代谢废物积聚在胞间隙，你的生命活动受到阻碍，你的身体将面临无法解决的"垃圾过多"问题。

也许你会萌生这样的想法：如果"四心"充分发挥其功能，那我会多么舒适，多么健康，多么精力充沛？我会变成什么样子？我们稍后详细讨论这个问题，现在我们只想告诉你：你会感到前所未有的舒适和精力充沛。

你必须清楚地认识到，只有"四心"在你体内所有能够运动的区域都发挥其应有的功能，你的健康水平才能达到最佳。你如果按照基因的预期充分地运动，

就能保持与生俱来的健康状态。你在一天24小时内做的外部运动，会引发身体内部的运动，促使"四心"充分发挥其功能。

运动的作用远比人们认为的更加重要。人体内每天进行着无数的生命活动，这些生命活动协同运行，相互依存。它们中的大多数尚未被人们充分关注和研究。当人们远离生物化学领域，并将目光放到生物物理领域（例如控制生命活动的过程和信息传递）时，就会发现，有关这方面的研究才刚刚开始。令人惊喜的是，研究发现，如果人能通过运动使"四心"充分发挥其功能，那么人体内也能产生更多其他效应，也就是基因设定的所有效应（包括我们熟知的效应以及未知的、在很多年后才有可能被充分探索或永远都不会被充分探索的效应）。

你如果能完成所有高质量的运动，就能从根本上保持身心健康。这里所说的运动仅代表一个基本过程，而这个过程是维持人体内的一切功能正常运行的前提。运动是人体内生命活动的主要动力，能使你保持健康，是无可替代的自然之道。

也许这一切令你很兴奋，在读前几页时，你可能想：这个道理不用你说我也明白，每个人都知道饮食会导致自己健康或生病，心理因素和环境因素也会对自己的健康产生影响。你的看法是正

确的，我们稍后讨论这些因素，我们现在关注的是运动对健康的影响。运动有利于健康，也可以减少或增加其他因素（如饮食结构、心理状态、生活环境等）带来的影响。

你还记得我们在本书开篇讨论的表观遗传学吗？我们说过，只要采取积极措施，就可以关闭能引发疾病的基因，激活优质基因。至于我们提到的端粒，我们不仅可以阻止它缩短，还可以促使它延长。

你不妨猜猜我们所说的积极措施是什么。答案是我们提过的：高质量的运动，合理的饮食结构，健康的心理状态

和良好的生活环境。

在我们探讨运动因素以外的因素之前，我们要介绍一下最新的研究成果，这些研究成果让我们对肌肉的功能有了新的认识。这些研究成果表明人类的身体是多么的完美。在人体中，没有什么东西独自发挥作用。肌肉能引发运动并使"四心"发挥功能，如果这已经超乎了你对肌肉的想象，接下来你就会有更多惊喜，因为肌肉的作用远不止这些。

> 运动的质量影响你的生存质量，做高质量的运动可以为你的健康奠定坚实的基础。

健康公式

综上所述，我们可以用一个非常简单的公式来表示一个人获得健康的方法。按照这个公式行事，你的"四心"能最大限度地发挥其功能，使细胞保持健康；你体内的致病基因不会伤害你，或者会尽可能地减少对你的伤害；你体内的端粒会延长；你能够调动世界上最好的医生——你的身体——并支持它的工作。

许多伟大的思想家都说过"简单的才是最真实的"，对你的健康而言也是如此。

健康公式

健康 = 放入好的东西 + 搅拌均匀 + 清除坏的东西。

放入好的东西：合理的饮食结构、良好的生活环境（几乎没有毒素和压力）和健康的心理状态。

搅拌均匀：做适当的、高质量的运动。

清除坏的东西：做适当的、高质量的运动。

肌纤维细胞生长因子——在肌肉中形成的神奇物质

· 2007年，丹麦的本特·彼泽森（Bente Pedersen）教授发现了一种人体分泌的、作用显著的新物质。只有在肌肉活动时，这种物质——肌纤维细胞生长因子——才能产生。目前已知的肌纤维细胞生长因子有300多种，但我们预计，有成千上万种肌纤维细胞生长因子尚未被发现。它们与激素相似，能直接影响器官的代谢功能，加快肌肉、肝脏和大脑的新陈代谢，增大血管弹性，促进肌肉生长，维持大脑的结构和功能，控制肌肉和脂肪的分布，促进脂肪（特别是危险的内脏脂肪）的分解。要知道，你只要两周不做运动，你的内脏脂肪就会增加7%。

· 肌纤维细胞生长因子的分泌能使人体内形成抗炎环境。人体内各个系统的慢性炎症状态是心血管系统疾病、2型糖尿病、癌症、痴呆和抑郁症等许多疾病的温床。因此，肌纤维细胞生长因子可以遏制这些慢性疾病的出现。白介素-6就是一种肌纤维细胞生长因子。运动时，人体内白介素-6的水平提高了100倍；运动停止后，白介素-6的水平便迅速下降。这样一来，人就需要大量做运动。因此，白介素-6对减肥而言极为重要。

· 这些发现与前文中的"四心"的功能让我们意识到，运动才是最佳的自我疗法。人体需要不断分泌能促进新陈代谢的信使物质，才能保持整体的稳定。同营养物质和代谢废物一样，信使物质必须尽可能地在人体内自由移动。而只有在筋膜渗透性较强的情况下，信使物质才能自由移动，因此筋膜的状态会影响信使物质发挥功能。如果想让筋膜保持较强的渗透性，就必须做高质量的运动，正如我们在介绍"3号心脏"时所描述的那样。

· 你看，人体内的物质联动多么奇妙。我们确信，运动是人体内物质联动的动力，对健康的重要性不容小觑。此外，练习筋膜瑜伽能使你体内的肌纤维细胞生长因子极为剧烈地"涌现"，因为这种练习能使你的肌肉和筋膜高强度地工作，这也是另一个要尽可能地、有规律地运动的原因。关于具体的练习方法，我们将在第二章为你介绍。

影响健康的三大因素

我们已经从理论上阐释了什么是高质量的运动，现在我们要为你介绍影响健康的三大因素——饮食结构、心理状态和生活环境。你只有弄清楚这些因素对人体造成的影响，才能知道在日常生活中应该注意些什么。

彼得拉从事营养师工作已有 30 多年，她无法理解为何经过了这么长的时间，细胞外基质和筋膜才受到了科研人员的关注。当然也有一些像阿尔弗雷德·皮兴格（Alfred Pischinger，1899~1993）和洛塔尔·文特（Lothar Wendt）教授这样的医学先驱已经指出筋膜结构不良的问题是导致疾病产生的首要因素。然而，他们的观点并没有引起传统医学界的重视。更糟糕的是，他们还因此受到了嘲笑。让我们来看看这究竟是怎么一回事。

18 世纪之前，传统医学界把人体看作一个单独的整体，诊断和治疗也都以人体为单位。这种医学世界观最早由西方医学鼻祖希波克拉底·冯·科斯（Hippokrates von Kos，公元前 460 年~公元前 377 年）提出。

这位伟大的医生指出，疾病是由错误的生活方式和错误的思想导致的。他认为，患病的根本原因只有一个，即身体、心理和精神的"失调"。这种观点

是根据体液学说提出的，体液学说的基础观点是"人体内的 4 种体液——血液、黏液、黄胆汁和黑胆汁——对人的健康起决定性作用"。这 4 种体液分别对应空气、水、火、土 4 种元素，只有当这 4 种体液在人体内的比例平衡时，人才会处于健康状态。从科学的角度来看，体液学说不仅为人体内其他体液的发现奠定了基础，也为激素、抗体和神经递质的发现探明了前路。

当时西方医学界几乎所有的医生都会给他的每个患者设计个性化食谱。他们不仅为患者设定了饮食结构，还要求患者修正生活方式。良好的生活方式能适应生物学的规律，并在必要时刺激人体，使人体各部位的功能充分发挥。

这种将人体看作一个单独的整体，并从整体健康方面来治疗的模式持续了两千余年，直到 18 世纪。

19 世纪，病理学家鲁道夫·菲尔绍（Rudolf Virchow，1821~1902）在细胞医学方面取得了巨大的成就。他发现器官由组织组成，并认为疾病产生的原因是细胞的变化。他提出这种新的观点后，人们开始深入了解单个细胞的代谢过程。然而，由于过度关注人体内最小的功能

单位，人们忽略了作为整体的人体，而原本采用的整体治疗模式也被取代。多亏了病理学家阿尔弗雷德·皮兴格，人们重新认识到了整体医学的重要性。他用"高度关联的整体体液系统"来形容人体内的细胞外基质，人体内的各种变化都与之相关。

现在我们知道，筋膜遍布人体，将人体内的一切连接起来。细胞外基质由基质和纤维组成，其作用类似于过滤系统。任何营养物质和代谢废物都通过细胞外基质运输，并由此引起细胞各种各样的反应。

尽管如此，现代医学仍然以"局部"思维模式为导向，即以器官、组织或细胞为单位进行思考。如今医学研究的专业性很强，专家们在各自擅长的领域拥有令人难以置信的丰富的知识储备，在外科学、诊断学和急诊医学等方面取得了极大的成就。

然而，现代医学并未充分地将这些专业知识结合起来，因此未能开发出治疗疼痛和慢性疾病（如心血管疾病、过敏、癌症和自身免疫病）的有效方法。尽管人类在医学上取得了种种进步，但至今仍无法系统地治疗这些疾病。在我们看来，这很大程度上是由于连接整个人体的结构——筋膜，一直以来都被忽视了。

多亏了罗伯特·施莱普这样的研究人员，细胞医学的知识才得以与整体医学的知识相结合。人们如果最终能够认可并整合生物物理学的研究成果，就将不再遭受痛苦和现代文明病的困扰。好在罗伯特·施莱普不是医生。倘若他是医生，他很有可能和他的前辈们一样直到今天也不受重视。医学的巨大变革和进一步发展，有时依靠的是非科班出身的科学家、思想家和其他学科的专家。有关分子生物学和表观遗传学的研究的成果也让我们对基因有了全新的认识。

你现在应该知道，基因对健康的影响并不大。有关表观遗传学的研究的成果证明基因可以被激活和关闭。因此，人们可以通过做高质量的运动、合理饮食、提升心理健康水平和优化生活环境来关闭致病基因并激活优质基因。

筋膜将信号传递给细胞核中的优质基因或致病基因。因此，基因不能自行活跃起来，只能根据指令发生变化，它们是指令的接收者。其实这对我们非常有利，我们将不再受制于基因，而有机会把健康掌握在自己手中。

筋膜网络是独立工作的系统吗？

你可能认为，大脑和脊髓是一切生命过程的控制中心。我们建议你把这种想法放到一边，用一种新的思维模式来看待筋膜网络。

事实上，人体内细胞外基质的重量约占人体重的20%。细胞外液中的营养物质与细胞代谢产生的废物进行交换。细胞外基质贯穿整个生物体的所有胞间隙，触及每一个细胞。难道人体内的每个细胞都能同时接收到所有的信息吗？

在神奇的筋膜网络中，每个分子都带有无数的正电荷或负电荷，它们之间的吸引力和排斥力不断地相互作用，使信号得以传输。但前提是此人身体健康。信号传输的质量取决于 5 个因素：筋膜的健康状况，筋膜中水分子的含量，筋膜的吸水能力，细胞外液中的营养物质和细胞代谢产生的废物的交换情况，运动的质量与数量。请你想想"四心"模型！"四心"不是一个器官或整个系统，不论多小，它都能独立工作。

现在，真相越来越令人兴奋。筋膜是否真的像大脑和脊髓一样，在控制细胞间的交流和协调方面发挥着重要作用？为什么筋膜对人体如此重要？真相就是粘连的、不灵活的筋膜不仅阻碍了营养物质和代谢废物的流动，而且阻断了信息（包括来自中枢神经系统的信息和来自周围神经系统的信息）的传输。如果信息传输被阻断的时间过长，人的健康就会受到威胁，甚至导致人患病。

> 我们必须认识到，人体内的所有器官、组织、细胞实际上都由神奇的筋膜连接起来。

饮食结构如何影响筋膜健康

石器时代，我们祖先的饮食结构为大量植物性食物和少量动物性食物。现在我们知道，每种食物都含酸性成分和碱性成分。如果碱性成分占比大，则该种食物是碱性食物，如水果、可食用的叶和花、未经加工的蔬菜等食物；如果酸性成分占比大，则该种食物是酸性食物，如家禽肉、家畜肉、蛋类、鱼类、乳制品和谷类等蛋白质含量较高的食物。因此，我们的祖先以植物性食物为主的饮食法属于碱性饮食法。

这对我们而言意味着什么？我们的基因和石器时代的祖先的基因差异极小，根据计算，这些差异不到 0.1%。因此，我们的身体更倾向于吃碱性食物，它难以适应现代社会的主流饮食结构。如今，日常饮食中常见的乳制品含有大量酸性成分，因此我们会摄入大量酸性食物。我们祖先的饮食是碱性的，而我们的饮食却是酸性的。

我们的新陈代谢系统能适应的是碱性食物，而几乎无法应对如此彻底的饮食结构的变化。这种问题引发的悲剧几乎每天都在上演。我们在前文中提到，只有极少数人因自然死亡而离开这个世界。事实上，人们如今的饮食结构增加了心血管疾病、癌症、糖尿病和自身免疫病等疾病的发病率，患有上述疾病的人可能在痛苦中结束生命。

蛋白质贮积病

幸运的是，总有一些医生拥有独到的见解，会对权威的理论提出质疑。洛塔尔·文特教授就是这样的医生。然而，尽管他写的书很有价值，但他并没有得到应有的重视。我们现在想弥补人们曾因忽视他而犯下的错误，至少让你深入地了解文特教授的观点。

早在 20 世纪中叶，这位德国医生就描述过因摄入过量蛋白质而引起的蛋白质贮积病。早在那时，他就提出摄入过量动物蛋白（特别是肉类中的蛋白质）与人体酸化及其造成的后果之间存在联系——当今普遍存在的现代文明病，如高血压、血管钙化、心脏病、脑卒中、牙周病、糖尿病、风湿病和其他自身免疫病，都是人体酸化导致的后果。

文特教授认为，人体内过剩的蛋白质会沉积在细胞外基质中，导致人体酸化。细胞外液能稀释一定量的蛋白质以尽量减轻蛋白质沉积对人体健康和人体功能造成的不利影响。但是，如果在某个时刻人体酸化的程度超出了细胞外液的稀释能力，多余的蛋白质就会沉积在血管内壁上，进而导致上述疾病。

文特教授还指出，血糖水平过高不是导致糖尿病的原因。他认为糖尿病和摄入过量蛋白质有关，沉积在血管内壁的蛋白质分子使毛细血管壁增厚，导致

糖分子难以进入细胞，从而无法在细胞内转化为能量。因此，你应当将由此导致的血糖水平过高理解为身体为了生存而做的补偿。这些生理现象在文特教授的书中有详细的记载。根据他的解释，糖尿病的产生符合生物生存发展的规律。治疗糖尿病的关键不是降低血糖水平，而是使增厚的毛细血管壁恢复原状，也就是使沉积物分解。和毛细血管一样，筋膜周围的沉积物也应该被清除。

文特教授设计的治疗方案合乎逻辑，并且取得了不错的效果。他为患者设计了以水果和蔬菜为主、几乎不含动物蛋白的食谱。

同时，文特教授的有关蛋白质贮积病的理论大部分已被证实，仅缺少一项可控的、能为其理论提供医学证据的长期临床研究。然而，临床研究需要较长的时间和大量的投资，而且不能保证任何经济效益，因此大多数潜在投资者无法被其吸引。

原则上，我们需要更多的研究结果来证实长期过量摄入动物蛋白会对健康造成不利影响。但我们无法理解的是，不仅医学领域的专业人士，就连营养学家也很少考虑这个问题，而脂肪或碳水化合物摄入过多造成的不利影响却已被充分研究。

摄入过多的酸性成分

我们来总结一下人体内可能发生的一系列悲剧。如今，人们的日常饮食中大部分是工业化食品，而且动物蛋白（存在于肉类和乳制品中）占比极大，同时人们的关节活动受到限制，这两个因素都会导致人体酸度增高。即使人体的酸碱度出现了极细微的失衡，也有可能危及生命，因此人体形成了自我调节机制。

肺通过呼出酸性气体来暂时调节人体酸碱度，而肾则通过不断地将酸性物质排出人体来调节人体酸碱度。骨骼和筋膜以及细胞外液能够在极端情况下平衡人体酸碱度，对人体的酸碱平衡起着重要作用。在自我调节机制下，人体会利用骨骼中的钙使人体酸碱度保持平衡。有研究结果证实了一个在自然疗法中存在已久的观点：人体酸化会促进破骨细胞的形成，同时抑制成骨细胞发挥功能，骨骼中的钙大量进入酸化的细胞外液，使人体维持碱性。因此人体酸化会导致人患骨质疏松症，在工业化食品和乳制品消费量居世界前列的西方国家，骨质疏松症患者的数量正在大幅增加。因此，让人们通过吃乳制品来预防骨质疏松症只会适得其反，这些人患骨质疏松症的进程在不知不觉中加快了。

人体酸化

由于长期处于酸化状态，人体的自我调节机制的负担越来越重，筋膜的吸水能力也越来越差。筋膜主要由形如羽毛的蛋白聚糖组成。每一根"羽毛"的两端都带有负电荷，能吸引大量水分子，从而保证了筋膜的灵活性和弹性。

接下来我们要说的这一点非常重要：细胞外液中过剩的酸性成分会与带负电荷的"羽毛"结合，中和其负电荷，导致筋膜的吸水能力下降，进而造成许多不良后果。关节缓冲机械压力的能力减弱，筋膜的弹性和滑动能力越来越差，筋膜变得僵硬、粘连，人受伤的风险越来越大——整个肌肉筋膜系统陷入停滞状态。全身的筋膜变得越来越僵硬，与此同时，人体内堆积的垃圾越来越多，细胞外液能够吸收的细胞代谢废物越来越少，细胞能从细胞外液中吸收的营养物质也越来越少，从而阻碍信号的传输，各种疾病就这样出现了。

人体酸化在一定程度上导致了疼痛的产生。在人体酸化的情况下，作为功能单位的肌筋膜因缺乏弹性而无法随着关节的活动自如地伸缩。肌筋膜粘连会导致肌肉萎缩和僵硬等现象不断加剧，关节和脊柱受到的压力不断增大，人体的疼痛加剧。因此，因饮食结构不合理而引起的人体酸化间接地加重了因关节活动受限造成的疼痛。

人体酸化还会产生另一种不良影响。罗伯特·施莱普发现，筋膜中有一种细胞可以像肌纤维一样收缩，这种细胞叫成纤维细胞。但成纤维细胞的作用不是引发运动，它不像肌肉一样受神经控制。成纤维细胞能对其他刺激做出反应，它受细胞外液状态的影响。现在你可以猜一下，成纤维细胞在什么情况下会收缩？没错，它们会在细胞外液酸度增高时收缩。我们认为，虽然它们的收缩力度非常小，但依然会加深筋膜的僵硬程度。

由于成纤维细胞的收缩并不能引发运动，只能使筋膜的弹性变差，所以人体酸化只能间接导致疼痛的产生，加深关节活动受限的程度。我们把饮食结构不合理列为导致疼痛产生的三个间接因素之一，它也是直接导致疾病产生的首要因素。

合理的饮食结构有助于你的筋膜恢复健康，而且这比你想象的容易得多。你不必放弃任何喜爱的食物，但你愿意的话，当然可以放弃它们。是否有些酸性食物是你在任何情况下都不愿意放弃的？如果是，你不妨调整饮食结构：少吃酸性食物，多吃碱性食物。你要做的就是改变饮食中酸性食物和碱性食物的比例。如果你的饮食中水果、蔬菜等植物性食物占比较大，烤肉、香肠、排骨、蛋类、鱼类等动物性食物占比较小，那么一顿饭下来，你摄入的酸性成分就相对较少。

减少糖和其他能快速提供能量的、碳水化合物含量高的食物的摄入量有益于筋膜健康。吃这些食物会促进筋膜中大晶体的形成，使筋膜焦化、变脆、失去弹性且容易撕裂。你如果大量摄入这类食物，筋膜就会变得更加糟糕。

你可以慢慢调整自己的饮食结构。毋庸置疑，这需要一定的意志力。但我们希望你能够迫不及待地去感受自己的身体里到底蕴藏着多大的能量。毕竟你还没有把本书扔在一边。你如果想立即为自己的健康负责，就请有针对性地调整饮食结构吧，精彩的生活在等着你。

你可以先断食一段时间，在断食期间（具体时长由你决定）只喝茶、果蔬汁和青菜汤。你可以每周断食1天，也可以连续断食1~2周。断食的时长不同，结果也不同。断食的时间越长，身体排出的酸性成分就越多。许多人体内都积聚了大量代谢废物，所以每天断食1次，每周断食1天，每月进行1次为期3天的断食，每年进行2次为期7天的断食——这样的断食频率是合理的。至于如何将果蔬汁断食法和L&B疗法相结合，本书的第二章有详细的说明。

你如果打算采用碱性饮食法或减少蛋白质的摄入量，就多吃一些成熟的水果和新鲜的蔬菜，如果条件允许，可以吃用野菜做成的蔬菜沙拉。你如果已经患病或希望在他人的陪同下重新走上健康之路，请向熟悉排酸方法和碱性饮食法的医生或其他专业人士咨询。我们在本书的第二章详细介绍了有关果蔬汁断食法和碱性饮食法的内容。

如你所见，改善饮食结构，从而对细胞外液和筋膜的状况产生有利影响并不困难。

我们是如何将饮食结构的作用融入我们的系统理论的？让我们梳理一下之前讨论的人体内的各种联系。

如前文所述，吃过多酸性食物会使大脑开启保护和防御机制，身体产生战斗或逃跑的反射，全身肌肉的紧绷程度增高。细胞外液的酸性程度越来越高，其中的水分子的流动特性发生变化，导致液体被迫从筋膜中流出，筋膜弹性变差、变得僵硬且更容易被撕裂。这样一来，细胞吸收氧气和营养物质以及排出代谢废物和二氧化碳的过程都会受到阻碍。此外，筋膜中成纤维细胞的收缩使筋膜的弹性变得更差。不合理的饮食结构造成的后果会放大关节活动受限带来的不良影响，而合理的饮食结构可以减轻这些不良影响，并对 L&B 疗法和筋膜瑜伽起到辅助作用。

心理状态如何影响筋膜健康

筋膜和心理状态有什么关系？疼痛和关节活动受限与心理状态有什么关系？疾病和心理状态有什么关系？健康状况和心理状态有什么关系？

我们可以就这些话题无休止地讨论下去。有关这些话题的论述数不胜数，其中很多论述的观点彼此之间略有不同，甚至截然相反。我们本不想参与其中，因为这不是我们的主要研究领域。但我们有一些话想说，这些话或许能为心理学、心理治疗学、精神病学等领域的专家、学者提供些许有价值的信息。

我们认为，精神、思想、情绪、心理倾向对人的健康产生影响的作用机制中的一些重点被许多治疗师忽视了，或者说对他们来说还是未知的。

我们针对心理状态和疼痛的关系进行了深刻而长久的讨论。罗兰热衷于武术，非常注重身体结构、力、扭矩和杠杆臂是如何相互配合、相互作用的；彼得拉是一名医生，她非常清楚心理状态可以影响人的健康。我们讨论的主题是"不良的心理状态如何使人切实地感到疼痛"。

如今，精神疾病患者越来越多。这对患者本人、患者的家庭和整个社会环境都有相当大的不良影响。统计数据显示：2012 年，在德国范围内，人们因患精神疾病而无法开展工作的天数是 6 000 万天！40 年来，患精神疾病在病假缘由中所占的比例从 2% 左右提高到近 15%。巧合的是，疼痛患者的数量也在增加。难道这其中有什么联系？事实上，患有焦虑症、职业倦怠综合征、厌烦症、抑郁症、精神病、精神分裂症、强迫症等疾病的人往往会受到疼痛的折磨。

健康＝把好的东西放进去＋搅拌均匀＋清除坏的东西。

把好的东西放进去：食用高品质食物，特别是碱性食物。

搅拌均匀：做适当的、高质量的运动，最好同时练习筋膜瑜伽，使"四心"的功能得到充分发挥，从而充分活动关节。

清除坏的东西：通过做高质量的运动来最大限度地清除体内沉积的代谢废物、毒素和酸性物质。

美籍奥地利精神病学家、精神分析学家、性学家和社会学家威廉·赖希（Wilhelm Reich）提出了"肌肉盔甲"的概念。他发现精神病患者会保持某种特定的姿势，因此行动不那么灵活，而物理疗法和运动疗法可以帮助这些精神病患者。

如今，接受过相关培训的医生和物理治疗师都知道，因有可怕的经历而形成精神创伤的人会将这些负面的意识和记忆转移到身体上，以免精神上无法承受。这样一来，糟糕的经历带来的精神痛苦就会被抑制，当事人就能够继续正常生活。不过，这些负面的能量并不会轻易消失，根据能量守恒定律，它们会转化成微小的肌纤维收缩并重新融入身体。根据心理状态的不同，某些肌肉群的收缩会导致"肌肉盔甲"出现，肌肉和筋膜难以运动，从而引起疼痛。此外，由于肌筋膜长期收缩，单单是严重的精神创伤就可能导致筋膜的滑动能力、柔韧性和弹性变差。

精神压力过大可能导致筋膜粘连

我们将心理状态与疼痛的联系与我们对疼痛和疾病的了解结合在一起，就能从生物学的角度回答"筋膜与心理状态有何关系"这个问题。

精神压力过大会导致肌纤维收缩，肌肉缩短，关节活动受到限制。这会对筋膜的结构造成一定的不良影响：筋膜的网状结构消失，筋膜粘连，筋膜的滑动能力变差，成纤维细胞收缩。这些不良影响都可能导致筋膜变得更加僵硬，更容易受伤，"3号心脏"的功能也可能受到更多限制。疼痛会随着拉力的增大而加剧，使关节活动进一步受到限制。由于负面情绪的影响，当事人缺乏运动的动力，长此以往，细胞吸收的营养物质越来越少，代谢废物积聚得越来越多，最终疾病出现。

不幸的是，如今精神压力似乎无处不在。研究人员发现，人在精神压力较大的情况下，细胞释放的信使物质会导致成纤维细胞过度活跃。这些成纤维细胞会将筋膜"织"得过于紧密，导致筋膜的弹性大大降低，甚至导致筋膜缩短。最糟糕的是，筋膜硬化的现象持续存在，使得本就过高的肌肉紧绷程度进一步增高。幸运的是，L&B疗法和筋膜瑜伽能消除这些不良影响。

如你所见，我们可以阐释精神压力和健康状况的联系，对其他任何有关精神压力和人的健康状况的相互作用的观点而言，我们的发现都是很好的补充。

> 精神压力过大会导致肌纤维收缩，肌肉缩短，关节活动受到限制。这会对筋膜的结构造成一定的不良影响，使其粘连、僵硬，也会使人更容易受伤。

住在身体里的"心理治疗师"

我们经常在使用L&B疗法为患者治疗的过程中观察到患者突然无缘无故地哭泣，询问后我们得知，这是因为患者的脑海中突然涌现出忘却已久的、有关可怕经历的记忆。在患者平静下来后，他们的疼痛逐渐缓解。这可能与L&B疗法引起的肌肉松弛有关。肌肉蓄积的能量被释放，转化为情绪的波动，并在治疗的过程中消解。当患者做L&B练习或练习筋膜瑜伽时，这种情况也可能发生。

如果遭受精神创伤的人每隔几天就充分地活动关节，那么他因遭受精神创伤而缩短的肌肉和筋膜就能得到拉伸。当患者做好心理准备时，做高质量的运动能使他们的身体从精神创伤中解放出来。住在身体里的"心理治疗师"就是这样工作的。

人们逐渐意识到高质量的运动对治疗精神创伤和心理疾病具有积极作用。近年来，美国的心理治疗师在临床治疗中越来越多地使用借助跑步机或其他运动器械。有人认为，与不涉及物理方法的疗法相比，物理疗法有时效果更好、见效更快。我们可以证实这种说法。越来越多的心理治疗师、心理学家和精神病学家参加了我们的L&B疗法培训，他们中的很多人告诉我们，他们在L&B疗法的帮助下能够更快地打开病人的心扉，从而更快、更有效地开始交谈和治疗。

现在我们来讨论一个重要的问题：为什么人体内的"心理治疗师"如今几乎起不到任何作用？你大概很容易就能猜到答案。由于大多数人的关节活动度只达到5%~10%，他们体内负面记忆的能量无法释放，因此他们体内与生俱来的"心理治疗师"就无法工作，或只能在有限的范围内工作。这样一来，他们的精神压力越来越大，疼痛也越来越强烈。前文提到的精神疾病患者和疼痛患者的数量不断增加就是典型案例。

人的关节活动受限的程度越高，运

动越少，无法被消除的负面记忆就越多，而整个人类社会中精神疾病患者数量也就越多。

　　健康＝把好的东西放进去＋搅拌均匀＋清除坏的东西。

　　把好的东西放进去：保持好心情和健康的心理状态。

　　搅拌均匀：做适当的、高质量的运动，尽可能地活动不同的肌肉和筋膜，最好能活动上文中提到的瓶颈区域。

　　清除坏的东西：在适当的、高质量的运动的帮助下，"释放"身体中蓄积的负面情绪和精神创伤。

在心理状态允许的情况下进行系统化的身体训练有助于精神创伤的恢复。

生活环境如何影响筋膜健康

　　现在让我们来看看导致疼痛和疾病产生的最后一个间接因素：生活环境。生活环境对人造成的影响是多种多样的。各种电器释放的电磁波所形成的电磁雾，家具、地板、衣服、化妆品和打印机等物品中的有害物质都会对人的健康造成不良影响。所有有害的辐射物、气体及其他物质都会损害人的健康，严重干扰人的生活，甚至提前结束人的生命。

　　和人们对饮食结构的观点各不相同一样，人们有关生活环境对健康造成的影响的观点也不同。这些观点大多基于研究结果或专家的声明，其来源通常不中立、不客观。例如，人们对电磁雾的看法就截然不同。一部分人认为电磁场浓度偏高时就会形成电磁雾，电磁雾对人、其他动物及各种植物的健康均会产生不良影响，他们会通过无数的观察和研究来论证自己的观点；而另一部分人则认为所有有关电磁雾产生的不良影响的研究都有缺陷。多年来，这些矛盾的观点一直困扰着每一个利益相关者。

　　我们与生物建筑学家沃尔夫冈·梅斯（Wolfgang Maes）相识已久，他是德国最早意识到电磁雾、手机辐射及环境差的场所（尤其是睡眠场所）会对人的健康造成威胁的人之一。他的研究结果使我们受益匪浅。

　　我们认为，从长远来看，在未经生物建筑学评估认可的地方睡觉，相当于拿自己的健康开玩笑。在过去30年里，我们从不少患者身上印证了这一观点。虽然本书不重点讨论生物建筑学，但你可以利用你的常识和你已知的信息以及你的个人经历来理解下面的内容。

利用常识

我们先从常识说起。人类的进化过程相当漫长，人类每一次适应新环境都需要很长的时间。人类只会尝试适应长期稳定的生活环境，因为只有这样，人类才能通过基因的设定形成能够保证自身生存的防御机制。这意味着人受到的压力或不良影响越新，应对这些压力或不良影响的能力就越差。

因此，我们强烈建议你利用常识来思考，人类的基因适应了怎样的生活环境？当然是长期稳定存在的、较为原始的生活环境。这种环境中是否存在电线、电动机、变压器、电磁炉、微波炉、手机、无线电、无线网络、雷达以及电动汽车？答案是否定的，这些电子产品都是近现代才出现的。虽然人体本身也利用生物电的电位差来工作，但生物电的电位差为 70~90 mV，和这些电子产品产生的电位差相比微不足道。我们应该允许我们的身体暴露在远远高出身体可承受范围的电位差和由此产生的电磁雾中吗？当然不。显然，将人体内的由极低的电位差精密控制的生理过程暴露在如此高的电位差之下，对人体而言危害极大。

历史上发生过多次类似的事件：20世纪 50 年代，人们用 X 射线机检查新鞋是否合适，导致很多人脚部骨骼受损。几十年来，人们对科学充满了信心，一直毫不犹豫地使用"无害"的技术，然而人们却因此受到了极大的伤害。

因此，你应尽可能地减少生活环境尤其是卧室中的电磁雾。人在睡觉时身体会自我更新，此时身体处于最松弛的状态，对外界不良影响的防御能力最低。因此，请你在卧室安装断路器，以方便切断电流，同时将卧室中所有不必要的电子设备（如充电式闹钟、收音机、电热毯、电视和变压器）拿出去，最重要的是将手机拿出去，并确保无线网络在夜间处于关闭状态。

生活环境这一间接因素是从哪些方面对我们的健康造成不良影响的呢？一方面是身体暴露在电位差过高的环境中，另一方面是电磁雾或有毒物质给身体带来了危害，造成身体酸化。此外，虽然目前我们无法评估电磁雾或有毒物质究竟会对筋膜造成多大的不良影响，但我们应尽可能地不让自己暴露在危险环境中。

健康公式

健康 = 把好的东西放进去 + 搅拌均匀 + 清除坏的东西。

把好的东西放进去：尽量处于毒素、辐射物和有害物质少的生活环境中。

搅拌均匀：做适当的、高质量的运动，充分活动关节。

清除坏的东西：通过做高质量的运动彻底清除体内的有害物质，或通过压电效应使体内的生物电电位差恢复正常。

"疼痛湖泊图"

下方的"疼痛湖泊图"展示了运动和其他因素对关节活动受限、疼痛及疾病的影响。

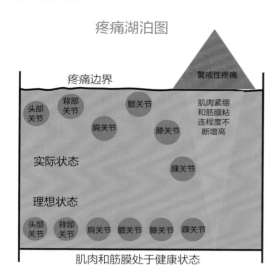

疼痛湖泊图

湖底代表肌肉和筋膜处于健康状态，此时"四心"的功能发挥正常，各个关节（在图中显示为水中的球，我们称之为"关节球"）周围的肌肉和筋膜都很健康，没有出现疼痛、关节活动受限或新陈代谢受阻等现象。小角度运动和单一角度姿势越多，肌肉的紧绷程度和筋膜的粘连程度就越高，相应的关节球就上浮得越高。在关节球即将到达水面时，肌肉的紧绷程度和筋膜的粘连程度接近极限，关节活动受限。当关节球冲出湖面时，疼痛就会产生，因为关节的磨损程度已经超过了其自愈能力。

关节球的位置越高，新陈代谢受到的阻力就越大，患病的风险也就越高。关节球冲出湖面意味着关节处于过高的压力之下，此时新陈代谢极慢，细胞无法充分吸收营养物质，同时代谢废物难以排出。长此以往，人的健康状况会越来越差。

不合理的饮食结构、不健康的心理状态和不良的生活环境造成的不良影响会使人的健康状况变得更糟：全身上下本已过高的肌肉紧绷程度继续增高，身体酸化的程度增高，与此同时，细胞供应营养物质、排出代谢废物的通道被进一步阻塞。

上述不良影响会使面临此状况的患者产生的问题形成恶性循环。患者可以通过练习筋膜瑜伽来扭转这种局面，同时合理的饮食结构、健康的心理状态和良好的生活环境有助于患者更快地恢复健康。做到这两点，患者就可以将恶性循环扭转为良性循环。

积极地决定自己的人生

你可以从前文中得出什么结论？当然，我们还需要更多研究成果和发现，才能更好地了解饮食结构、心理状态和生活环境与人的健康状况之间的关系。即使如此，我们已知的信息也已经清楚地说明了问题。你只需考虑一下各个因素能够产生的影响，采取行动的必要性便不言而喻。

仅关节活动受限这一点，就能对你的健康产生相当大的不良影响。

人体内的有害物质越多，越难以"搅拌均匀"，就越容易恶性循环，直到人体系统的秩序不可避免地崩溃，人最终失去健康。

你在了解它们之间的关系后，就必须承担责任，最好立即采取行动。你不能盲目地、不加批判地选择与你的亲戚朋友相同的生活方式或主流的生活方式，而应该主动向对自身有益的方向前进。

有效提高关节活动度

我们设计的练习非常有效，每个人都能通过我们的练习从"起点"开始运动，最终使全身各个关节活动自如。不论你的健康状况如何，你都可以做这些练习，因为我们会根据你的健康状况来设计最佳的运动方法。在设计时，你的年龄完全不在我们的考虑范围之内，因为年龄本身并不会阻碍运动。请记住，直到生命的尽头，你都可以运动，而你的身体也会对这些运动做出反应。

我们看看哪些因素会导致你无法灵活地运动。了解这些因素有助于你掌握自己的心理，你可以借此机会从外部审视自己，知道是什么阻碍了你，从而主动克服重重困难并开始运动。

刻在人类基因里的懒惰

我们先来讨论阻碍运动的最重要的因素：没有意识到自己必须运动，从内心深处把运动当作浪费时间和精力、完全没有必要做的事。有些人之所以觉得自己没必要运动，是因为他们听从了基因设定的程序的指挥。

它究竟是什么程序？是每个人与生俱来的"节能"程序，它能使人在食物匮乏时，不因做不必要的运动而浪费太多热量。对我们的祖先来说，不做额外的运动并不是问题，因为他们以采猎为生，为了生存，他们不论如何都会每天做大量运动。在食物短缺时，主动做额外的运动是没有必要的，甚至是有害的。虽然石器时代对今天的我们来说非常陌生，但这个"节能"程序依然起着作用，导致我们每次都要依靠强大的意志力才能运动。如果意志力能够战胜体内的"节能"程序带来的惰性，你就能多运动；如果不能，你就不会做任何额外的运动。

意志力的来源

可是，你如何才能获得足够强大的意志力呢？原则上，你可以通过三种途径获得意志力。第一种途径是获得有效的信息。有效的信息（比如本书中的信息）可以为你提供动力。这些信息应该尽可能地令人信服，内容越可信，你运动的动力就越充足。例如，你如果在有效信息的激励下解决了超重问题，继续减肥的意志力就会增强。

众所周知，迈出第一步往往最为困难，但你如果能完成每天的计划，就能逐渐养成良好的习惯，而养成良好的习惯就是获得意志力的第二种途径。这需要一定的时间，因为你要先打破不运动的习惯。不过，通常情况下，你的意志力在 14 天内就会有飞跃式的提升。不论怎样的运动计划，你都能轻松地完成。良好的习惯会不断强化，期间可能出现反复的情况，但总体趋势是好的。

练习筋膜瑜伽有助于培养好习惯，而且是获得意志力的第三种途径（也是意志力最大的来源）：练习后，你会感到幸福。这种幸福感会给你带来很大的

动力，这不仅能使你更愿意额外做运动，还能消除你的心理障碍，使你更积极地练习。这听上去可能有些夸张，但你只要亲身体验过就能明白。

正视身体状况

如果你身体虚弱或关节活动受限，即使你没有感到疼痛，也可能无法自如地运动——你想做这个动作，但无法控制身体。一般情况下，只有受伤、做过手术或患某些疾病（如脑卒中）的人可能长期无法做某个动作。即使在痉挛的情况下，大脑也可以利用某些方法重新编写程序，让其他区域来控制身体做动作，或者通过删除相应的程序来缓解痉挛，从而使身体正常运动。

这里所说的关节活动受限分很多种。肌肉硬化或骨性阻塞很难改变，但根据我们的经验，肌肉和筋膜活动受限，比如手术后的粘连，是可以改变的。当然，水滴石穿，克服这样的困难需要努力和耐心。不论如何，试试才能知道效果。

为了尽可能充分地活动关节，患者要尽力拉伸身体，他们在每次运动时都会有被"卡住"的感觉。从这个角度来看，练习筋膜瑜伽不需要花费太多时间。你只需尽可能地扩大关节活动度，直到感觉关节被"卡住"，然后继续用力，仔细感受这种被"卡住"的感觉，但不

要用力过度。你不必在"关节活动受限的现象到底能否消失"这个问题上纠结，只要按照我们的要求练习，一切不言自明。

练习的原则很简单：不论身体状况如何，都尝试做自己能做到的所有动作，直到能力到达极限。由于练习在明确的、有限的负荷下进行，而且速度较慢，不会产生加速力，所以几乎不可能出现超负荷甚至受伤的情况。

很多人因疼痛难忍而无法运动。我们在本书开头详细地介绍过，很多人，特别是很多 50 岁以上的人，都认为人到了一定的年纪关节就会磨损是正常的事情。令人沮丧的是，很多患者都认可了这种错误的观念，并深受其害。他们很想跑步或做运动，却又不敢，因为他们担心运动会加剧疼痛或加速关节磨损，或者他们无法忍受运动时产生的疼痛。类似的情况也发生在了很多运动员身上，但他们只会在运动时或运动后感到疼痛。

我们有一个非常好的消息要告诉这些饱受疼痛折磨的人：在大多数情况下，通过我们的治疗和练习筋膜瑜伽，患者能在较短的时间内开始做运动或恢复运动，不论患者是否患有关节病或椎间盘突出症等疾病。因此，你可以尝试通过练习筋膜瑜伽来摆脱疼痛。你可以在本书的第二章找到相应的内容。当你感受到疼痛迅速缓解时，就会对 L&B 疗法更有信心，并带着更好的心情做运动。

以下内容能为受伤的人带来帮助。你即使有肿胀、韧带拉伸过度、韧带撕裂、肌纤维撕裂或肌束撕裂等问题，仍然可以在消肿或伤口愈合后练习。但你在练习时要放慢动作，并集中注意力。这样做，你不仅不会感到疼痛，伤口愈合的速度还能明显加快，因为你在运动时避开了会导致疼痛的关节活动度。

你只需在允许范围内尽可能地扩大关节活动度，"四心"就能发挥作用，从而加速伤口愈合。在生物力学中存在一个误区，即只要有意识地运动，就会加重损伤。然而，只有快速运动才会加重损伤，缓慢地运动绝对不可能加重损伤，因为剧烈的疼痛会起到警示作用。

在出现剧烈疼痛的情况下服用止痛药会造成危险，因为止痛药会抑制疼痛，从而误导你，使你做出一些因受伤而原本竭力避免做的动作。你如果受伤了，请尽快向专业的医生或物理治疗师咨询，他们能帮你缓解疼痛。通常情况下，练习筋膜瑜伽效果显著，因为疼痛一般并非来自受伤部位本身，而来自筋膜损伤以及由此引发的筋膜保护性收缩。在受伤的情况下，你最好用心地倾听自己身体的语言，并反复试探身体的极限，看看它允许你运动到什么程度而不感到疼痛。倾听自己身体的语言还有一个非常重要的作用：你将对做身体允许做的动作充满信心，不会担心究竟可以做什么，不可以做什么。请你完全相信自己的身体，它不会允许你做出会使你受伤的动作。

现在我们再来谈谈前文中那两张描述一个人所有关节的图片。我们假设患者能够充分活动的关节占全身关节的10%，但因疼痛而导致原本能充分活动的另外10%的关节无法充分活动。

患者应解除由疼痛造成的关节活动限制。患者如果能在没有疼痛的情况下运动，新陈代谢就会加快，生活质量也会提高。仅仅是这样，很多患者便舒心了许多，甚至不奢望进一步改善病情。医生或许告诉他们不应该提出过高的要求："您难道不知道，在您这个年纪，疼痛是很正常的事吗？"

你如果遇到了这种情况，并且觉得自己不应该如此苛刻，那么下面的这番话会对你有所帮助：你不愿不劳而获，反而愿意努力，这对你实现摆脱疼痛的目标而言至关重要。如果没有你的配合，不论是L&B疗法、以调整饮食结构为主的疗法，还是筋膜瑜伽，都无法让你永久摆脱疼痛。我们的目的是让你帮助自己。我们只能提供有效的信息和初步的治疗方案，其他事必须由你自己完成。自律地运动能使治疗效果越来越显著，甚至持续一生。

关节活动度影响人的健康，对所有人来说都是如此。你如果一直无法充分活动某些关节，身体一定会出现问题。我们之前谈到，人类的很多成就都与专业化分工有关，而分工的专业化通常意味着运动的特定化。你即使专注地从事精神层面的活动，你的运动方式也会受到影响。你在从事脑力工作时，会摆出某些偏爱的姿势，以便更好地阅读、书写或完成其他工作。如果所有人都因为分工的专业化而不得不面临关节活动受限的情况，在不改变分工专业化现象的前提下，不论从事何种工作的人，都应当通过做适当的运动来平衡分工专业化造成的不良影响。

解决上述问题的另一种方法是不随意运动，只做规定的动作。这给想要坚持运动的人带来了持续性的精神压力，他们需要不断控制自己的动作，以至于出现了与他们的预期相反的结果：他们的精神压力和身体压力增大。

你如果不满足于20%的关节能够充分活动，想要更充分地活动自己的关节，朝着100%努力，你应该怎样做呢？

你可能问："我明明做了运动，我慢跑，也骑自行车，为什么效果不佳？"让我们回顾一下运动的数量和运动的质量。慢跑是很棒的运动，从数量的角度来看非常适合锻炼耐力。但从质量上看呢？人在慢跑时的关节活动度和在跑步、走路时的关节活动度相差不大，所以这种运动的质量不高。那骑自行车呢？你骑车时的姿势是怎样的？没错，是坐着的。当然，双腿会交替向后屈曲。但你在骑车时双腿也会交替伸展，此时大脑接收到的信号与走路和站立时的信号类似。而且你在走路、慢跑或骑车时，颈椎的姿势通常比你坐在办公桌前或开车时保持的姿势更糟糕。长期保持这样的不良姿势意味着运动的质量会发生一定的变化，你如果足够幸运，也可能通过这种锻炼扩大关节活动度。

> 获得意志力的第一种途径是获得有效的信息，第二种途径是养成良好的习惯，第三种途径是练习筋膜瑜伽。

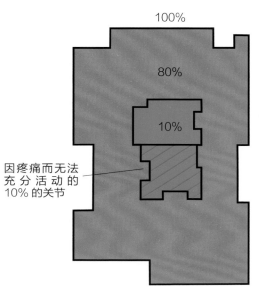

因疼痛而无法充分活动的10%的关节

患者原本可充分活动的关节占全身关节的20%，但因疼痛而减小为10%。

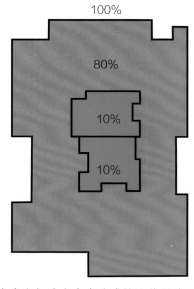

患者应解除由疼痛造成的关节活动限制，使可充分活动的关节占全身关节的比例恢复到20%。

有助于扩大关节活动度的运动

你如果将各种合适的运动巧妙地结合起来，就能显著提高运动的质量，达成更高的目标。至于目标有多高，那就取决于你选择的运动以及你打算投入的时间。例如，你如果选择柔道、攀岩、传统瑜伽、普拉提或对身体素质要求很高的体操，你的一只脚就已经迈入了成功的大门。你可以通过组合不同类型的运动来提高你的运动质量，但根据运动的风格和老师的不同，练习的内容有很大的不同。有些组合运动能充分活动关节，而有些组合运动无法充分活动关节。

因此，虽然你有很大概率能通过做组合运动扩大关节活动度，但这也是不确定的。这些组合运动的具体效果如何，在一定程度上具有偶然性。

此外，运动时长也是你要考虑的因素。你越想在安全范围内扩大关节活动度，就要投入越多的时间。时间是当今人类最宝贵的财富之一，这一点我们不说你也明白。

最后，做组合运动对很多人来说是不可行的。组合的运动种类越多，你要学习的东西就越多。虽然这样有益于健康，但对很多人来说不具有可行性，也不合适，因为他们习惯于有规律地做好一件事。

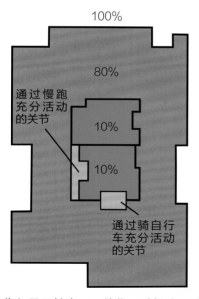

你如果足够幸运，就能通过慢跑、骑自行车等运动略微扩大关节活动度，并扩大能够充分活动的关节占全身关节的比例。

总而言之，由于运动效果的偶然性，许多传统的运动，包括瑜伽和体操，都会在不知不觉中为新的疼痛的产生埋下隐患。这些疼痛有的会自动消失，有的则会一直存在。你是否会感到疼痛，在一定程度上也具有偶然性。

适合所有人的运动

我们在设计筋膜瑜伽时，原本并不打算将其作为能够持续优化人类运动系统的运动，而希望它服务于疼痛患者，我们从一开始就致力于使患者能够自主运动。30 年来，有一条准则贯穿了我们设计的所有练习：患者每天的运动时间不能超过 15 分钟。这要求筋膜瑜伽必须快速、高效地帮助患者解决疼痛问题。

你不应该盲目尝试到底哪几种运动的组合效果最佳。你每日的练习必须对健康起到最直接的正面作用，因此我们归纳总结了你每天应该做的练习。一切练习都必须按照理解和实施的难易程度从易到难进行。在此，我们要感谢所有患者及课程的参与者。我们如果在设计 L&B 练习和筋膜瑜伽时没有诊治疼痛患者的经验，就不会有现在的成果。如果没有当事人的指导和反馈，我们永远不可能设计出如此与众不同的练习。其实我们只是翻译了身体的语言，按照它的指示设计了练习，并不断优化和更新。

我们积累的经验越多，就越清楚我们设计的是一套适合每个人的练习。我们为什么敢这么说？因为人们不论做什么，不论是否整天躺在沙发上，不论关节活动度是否趋于 0，不论是筋疲力尽、不愿运动的上班族还是音乐爱好者或音乐家，不论是园丁还是工匠，不论是机长、公共汽车司机还是卡车司机，不论是职业足球运动员、高尔夫运动员还是网球运动员，不论是家庭主妇、看门人、推销员还是老师，不论从事什么工作，他们都有一个共同点：要么运动量非常小，要么运动量非常大。

一个人的运动轨迹由多种运动构成，这种具有偶然性的运动组合使得一个人终其一生都不会遇到关节活动受限的可能性几乎为零，而疼痛、关节磨损和新陈代谢紊乱几乎成了必然的结果。这就是为什么上班族会遇到同样困扰着顶级运动员的背部疼痛问题。

你也许想问，如果你体内的"四心"能发挥 100% 的功能，你是否就能获得十足的健康和幸福？很可惜，"四心"发挥 100% 的功能是不可能发生的事。所以，不要抱着得过且过的态度使自己的关节活动受限，而要摆脱痛苦，逐步将自己的关节活动度扩大，利用系统化的方法使自己更健康。

运动轨迹会对你的关节活动度，甚至你的健康造成影响。要想充分活动自己的关节，你就必须先通过系统化的方法放松瓶颈区域的肌肉和筋膜，进而摆脱疼痛。接下来，你要在运动中不断扩大关节活动度，直到能够充分地活动关节。只有这样，你的身体才能达到最健康的状态——很多人认为这种状态根本不存在，更谈不上是否能够实现了。

我们的一位来自加纳的医生朋友曾在全球范围内寻找有效的疼痛疗法，并希望能将其推广到非洲。当他第一次了解 L&B 疗法时，他一针见血地指出："这是现代医学缺失的一环。"我们通过设计筋膜瑜伽拓宽了运动医学和运动人体科学的边界，并提供了易于实践的运动方法和完善的运动理念，使病人或想要预防这类问题的人据此逐步优化他们的运动系统，从而为健康奠定良好的基础。他们不必担心哪些运动是被允许做的，哪些是不被允许做的。

练习筋膜瑜伽不会改变你的生活方式，但能平衡不良的生活方式给你带来的肌肉收缩和身体紧绷感。我们会告诉你具体的做法，不论你一整天静静地躺在沙发上、坐在办公桌前、进行高强度的力量训练、进行竞技体育运动还是弹奏乐器，都可以根据自己的喜好安排一天的行程，你只要在一天中抽出 15 分钟来练习筋膜瑜伽，就可以平衡剩余的 23 小时 45 分钟内产生的不良影响。这就是筋膜瑜伽的神奇之处。

不过，你不一定非要将日常生活安排得那么极端，一整天只做一件事。你不要一整天躺在沙发上，而要少做不必要的、会导致肌肉缩短并变得紧绷的运动。你对身体的感知能力逐渐增强，而且已经知道长期保持哪些姿势和做哪些动作会导致关节活动受限，所以你应当合理安排一天的活动。当你密切关注自己的身体时，很多问题的答案就会自动浮现在你眼前。

筋膜瑜伽的设计和开发基于患者的反馈。如果每天的练习时长少于 15 分钟，就无法达到最佳的效果。

我们通过设计筋膜瑜伽，拓宽了运动医学和运动人体科学的边界，并提供了一套易于实践的运动方法和完善的运动理念。

密切关注身体感受，有意识地运动

如上所述，关于"哪些人能够在何种条件下做哪些运动"这一问题，不同的医生、物理治疗师或培训师通常会给出完全不同的建议及指导意见。非常幸运的是，我们在研究过程中借鉴了罗兰练习武术的丰富经验。他非常清楚人体能够承受多大的压力，而不至于过度紧绷或受到伤害。

罗兰在上课时经常提到"不走寻常路"。这句话是什么意思？归根结底，武术是通过娴熟地操纵自己的身体，将攻击者的能量化为乌有，同时利用自身的能量阻止攻击者进一步攻击自己。因此，从整个身体的角度来看，相互碰撞的力最终会抵消。罗兰在练习武术时，

大部分时间都在进行全接触对抗训练[1]，而全接触对抗训练的强度经常使人体的负荷到达极限，有时甚至超出极限。根据这些经验，罗兰可以科学地评估人体能够承受多大的压力而不至于受伤。

但是，传统医学领域的医疗人员不会给患者施加过大的精神压力和身体压力，而会尽力保护患者，从而使患者安心地待在自己的舒适区里。

正确的、有效的治疗强度

我们的观点恰恰相反，在我们看来，过度保护身体往往导致本该显现在患者

---

①使用全身的力量和技巧对抗对手的训练。——译者注

或接受预防性治疗的人身上的积极效果无法显现。不论对治疗还是运动来说，都是同样的道理。这解释了为什么传统物理疗法的效果相对较弱。在我们的患者中，许多人曾经长期接受传统物理疗法的治疗，每周1~2次，但疗效并不显著。然而，他们在第一次接受L&B疗法的治疗后，症状就明显得到了改善，他们对此感到震惊。

除了治疗的方法，治疗的强度也在很大程度上决定了疗效，在我们看来，这一点毋庸置疑。其实在很多疗法中，治疗的强度都非常重要。但不知为何，医学界至今仍没有对治疗强度的系统性总结；在实践中，治疗强度的重要性也常常被忽视。凡是经常做按摩的人，都能体会到保健按摩和强度更高的运动按摩[1]在效果上的差异。你如果只是为了享受，那你一定会喜欢保健按摩；但你如果有疼痛等症状，自然会要求按摩师在按摩时多用些力，否则按摩不会起效。许多人都意识到了这一点。其实，其他许多行业遵循同样的道理，比如广告行业的"全或无定律"：商家如果在传单、广告或其他宣传渠道上投入得太少，他们的收益就很少甚至完全没有收益；商家如果继续投入，当投入的资金和精力到达临界点时，商家就能获得明显的收益。

在L&B疗法中，我们必须越过这个临界点，治疗效果才能显现。在广告行业，人们几乎无法准确地判断临界点，因此总是投入得太少或太多，要通过试错来找到最佳的投资额。但对我们而言，解决这个问题就容易多了。我们面对的是身体，而身体本身就能给予我们答案。

你如何才能从身体中获取这些信息？没错，疼痛感会告诉你一切。此外，出现疲劳或不舒服的感觉也是身体传达信息的重要方式。

你需要了解如何运用自己的感知能力来评估疼痛程度。比如，你在拉伸时感到疼痛，根据医学界的主流意见，你应当在开始感到疼痛时就停止拉伸。然而我们认为这样做会适得其反，因为这样的拉伸几乎不会产生任何效果。但很多人都惧怕疼痛，并且没有评估疼痛程度的能力，所以他们通常会不假思索地接受医学界的主流意见。你不必担心练习筋膜瑜伽会带来疼痛，现在考虑这个问题为时尚早。不过请你记住我们在前文中强调的：只有当治疗和运动到达一定强度时，才会出现明显的效果，否则只会收效甚微，甚至毫无效果。

> 治疗的方法和治疗的强度对疗效起关键作用。

---

[1] 以调整和保护运动员的竞技状态、增强运动员的体能以帮助运动员取得更好的成绩为目的的按摩。——译者注

感知疼痛程度

我们如何找到疗效显现的临界点呢？拉伸肌肉和筋膜在筋膜瑜伽中非常重要，我们必须设计一套适合每个人的练习，让每个人都能以最适合自己的方式来确定运动的强度。为此，我们制作了一张疼痛程度等级表，将疼痛程度从0级到10级分为11个等级。

疼痛程度为0级意味着你没有疼痛感，没有不适感，也没有疲惫感；疼痛程度为10级意味着你的疼痛感、不适感或疲惫感非常强烈，必须绷紧身体才能忍受。这里所说的疼痛既可以是身体上的，也可以是精神上的，或两者兼有。为了忍受疼痛，你屏住呼吸，绷紧身体，只想尽快结束这种超负荷状态。

让我们仔细看看0级和10级之间的区域。你可以从8级开始提高运动强度，尽可能地使疼痛程度接近10级，当接近10级时不再提高运动强度。在这种状态下，你的身体依然可以承受压力，而不会开启自我保护机制，因此你可以放松身心。在这种运动强度下，你的肌肉不会过度紧绷，你也不会因为身体承受的压力过大而产生心理负担，依然可以平静、沉稳地呼吸；当疼痛程度到达10级或超过10级时，你的微笑看起来可能很痛苦，像是出于忍耐的苦笑；而当疼痛程度接近10级时，你的微笑虽略显勉强，但却是真实而自然的。你在做疼痛程度

接近10级的拉伸运动时，可以想象自己正躺在沙滩上，可以冥想，可以在精力不受影响的前提下读一本书，可以试着解一个填字字谜，或者思考一个棘手的问题。

现在你开始慢慢提高运动强度，以提高疼痛程度。你会感觉到身体的某些部位得到拉伸，尤其是肌肉和筋膜，此时你的疼痛程度处于1级和3级之间，随着运动强度的提高，紧绷感越来越强烈（此时疼痛程度为4级），接下来出现轻微的疼痛（此时疼痛程度为5级），然后疼痛越来越强烈（此时疼痛程度为6级），你不得不逐渐放慢提高运动强度的速度（此时疼痛程度为7级），你的直觉告诉你，你现在必须非常小心（此时疼痛程度为8级）。你如果继续提高运动强度（此时疼痛程度为8级以上），疼痛就会越来越强烈，此时你需要集中注意力来忍受疼痛，但无须与人体的自我防御机制抗衡（此时疼痛程度接近10级）。你如果没有集中注意力来忍受疼痛，没有意识到自己在做什么，就会本能地降低运动强度。你如果继续提高运动强度，就必须从精神上和身体上与自我防御机制抗衡，才能忍受疼痛（此时疼痛程度高于10级）。

你如果继续提高运动强度（此时疼痛程度为12~14级），自我防御机制就会越来越明显，到了某个时刻，你不得不放弃运动，因为你的身体无法承受这

样高的运动强度（此时疼痛程度为 15 级
及以上）。由此可知，只有在运动时将
疼痛程度控制在接近 10 级且不超过 10
级的范围内，才能获得最佳的治疗效果。
如果疼痛程度超过 10 级，大脑就会编写
更多能使肌肉和筋膜绷紧的程序，而非
消除这些程序。

疼痛程度为 8~10 级时，运动的治疗
效果最佳。因此，疗效显现的临界点是
疼痛程度为 8 级。疼痛程度低于 8 级时，
运动依然具有一定的治疗效果，但远不
如疼痛程度为 8~10 级时运动的治疗效果
好。我们将疼痛程度低于 8 级的区域定
义为舒适区。舒适区的运动强度能让人
放松身心，这也是很多人不舍得离开舒
适区的原因。然而，这种舒适会带来怎
样的后果，我们在前文中详细地解释过。

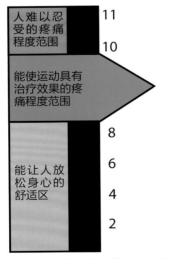

你在运动时，应保持疼痛程度大于 8 级，
小于 10 级。

我们在前文中解释了什么是"进化
的死胡同"。现在，我们从另一个角度
补充当时的解释：从人的基因设定来
看，做拉伸练习时不应该出现疼痛。你
的每个关节都不是多余的，都应当能够
充分地活动。如果这一点属实，并且你
按照基因的操作指令在日常生活中充分
活动了所有的关节，那么你就没有必要
额外做拉伸练习了。对大脑中的警戒程
序来说也是如此。

所以，你如果真的没有必要做拉伸
练习，那么做拉伸练习时也不应该出现
疼痛，除非身体需要在关节负荷达到极
限时保护自己。在这种情况下，你要重
视身体发出的疼痛信号。然而，即使只
是轻微的疼痛，人体的自我防御机制也
会做出反应，因为你可以通过生活方式
欺骗自我防御机制。由于你在日常生活
中并没有按照基因的设定充分地活动关
节，导致肌肉和筋膜因无法充分地得到
拉伸而缩短，关节活动受限。在拉伸时，
关节达到了平时达不到的活动度，大脑
就会将拉伸的行为误认为是损害身体的
行为，从而开启自我防御机制并释放疼
痛信号。灾难性的后果就是这样产生的。
这种后果几乎会发生在所有人，尤其是
60 岁以上的人身上。你如果对上述因
素之间的关系一无所知，你的关节活动
受限的情况就会越来越严重，因为你在
出现轻微疼痛时就会停止运动，更不会
做能逆转肌肉紧绷和筋膜粘连状态的拉

伸练习。你如果理解了这一点，就可以从另一个角度重新对 8 级以上的疼痛做出评估，也能认识到将疼痛程度控制在 8~10 级是非常有必要的。

有意识地离开舒适区

为了获得健康和摆脱疼痛，你必须离开舒适区，必须有意识地承受更强烈的疼痛。不过，你不应该操之过急，因为你只是对身体提出了更高的要求，而非希望其不堪重负。

我们相信，你的身体能够准确地评估你在不受伤的前提下能承受的运动强度。此时，最大疼痛程度为 9.9 级——接近 10 级。在疼痛程度达到 9.9 级后，还有一段可以令你安心的安全缓冲区，当疼痛程度突破了安全缓冲区，问题才会出现。这正是罗兰的有关武术的经验可以帮助我们的地方。很多时候，你虽然感到疼痛，但依旧能平稳地呼吸，你不必因这种程度的疼痛而在身体上或精神上过度紧张，你只需有意识地控制和调整疼痛程度，就永远不会受伤。

因此，你如果想完全依赖警戒程序，就必须避免在身体负荷快达到极限时做

速度较快的运动。为什么？因为做较快的运动会产生较大的离心力，使你无法准确地将疼痛程度控制在 9.9 级。如果你的动作太快，当身体承受的压力超过了负荷极限时，你可能来不及在受伤前停止动作。你的体重越大，运动速度越快，你受伤的风险就越高。骨折、椎间盘突出症、肌腱撕裂和肌纤维撕裂易发生在做速度较快的运动时，或身体负荷大量、迅速提高的情况下。此时，人体的自我保护机制可能遭到破坏，因为在负荷超过人体极限时，人无法及时停止运动。

> 在做速度较快的运动时，或身体负荷大量、迅速提高的情况下，人容易受伤。

过度保护身体是危险行为

我们把疼痛程度低于 8 级的范围称为舒适区。在舒适区内，身体没有充分接受挑战，而被过度地保护。医生或物理治疗师必须理性地判断对患者的身体施加多大的压力不会使患者受伤，因此患者的身体常常会受到过度保护。当然，这样能使患者受伤的风险降到最低，从而保证患者的安全。然而，他人对你的身体做出的判断往往是错误的。过度保护不仅会导致伤口愈合所需的时间增加，还会导致骨骼、肌肉和其他组织严重退化。有研究结果表明，如果一个人连续

6周卧病在床，他的大腿体积就会缩小几乎一半，他的跟腱会断裂，小腿肌肉也会在几周后严重萎缩，以至于他不可能完全康复。不过你应该不会为此感到惊讶，因为你已经知道，由于"四心"无法在不运动的情况下正常发挥作用，所以身体的新陈代谢速度将显著降低。

对我们来说，这意味着什么？这意味着不论在什么情况下，过度保护身体都是非常危险的，因为这可能导致身体某些组织发生一定程度的退化。例如，不同类型的鞋垫会对足弓或踝关节起到不同程度的保护作用，或造成不同程度的伤害；为了使双腿长度一致，有些人会用工具将原本不对称的髋关节固定到对称的位置，并限制其活动；使用绷带或其他关节加固工具会导致关节功能退化，削弱关节原有的稳定性；人们在冬季经常穿的系带靴往往是他们在春天第一次慢跑时韧带撕裂的始作俑者，因为这种靴子会限制踝关节活动，削弱踝关节周围的肌肉和筋膜的功能。你在使用肌内效贴布时也要慎重，贴布拉得越长，你的肌肉就退化得越快。我们可以用一个词言简意赅地形容这种我们无法逃避的生物学联系：用进废退。

没有任何动作是错误的

医生经常禁止患者做某些"错误"的动作，因为他们认为这会对患者的健康造成很大的不良影响。我们认为这里存在一些逻辑错误问题：一个人怎么可能做错误的动作呢？错误的动作究竟是什么样的？一个人能做的动作永远都是正确的，因为人类能做的每一个动作都写在人类的基因里。

遗憾的是，关于"错误动作"的错误概念广为流传，给很多听信这类建议的人带来了灾难性的后果。你如果长期不做这些"错误"的动作，会造成什么后果？一方面，这会给你带来很大的精神压力，因为你必须时刻确保自己不会做出某些动作；另一方面，由于长期不做某些动作，你的关节活动受到了限制。这和提高运动质量的目标背道而驰，对你的健康没有任何益处。更糟糕的是，如果你的关节活动长期受到限制，你在受伤后就需要更长的时间恢复健康。你可能想象不到，实际上你恢复健康所需的时间只有医生所说的恢复所需的时间的一半，甚至三分之一。不过，你必须做一些特殊的练习。

我们根据经验判断，不论是在疼痛、受伤还是关节活动受限的情况下，都不应过度保护身体，也不应避免做"错误"的动作。

综上所述，为了保持或提高身体功能，使身体更加健康，你必须挑战自己，但你不应对身体施加过大的压力，因此你运动时要将疼痛程度保持在8~10级，除非你要完成某些特殊的练习目标。你如果运动时一直使疼痛程度保持在 8 级以下，那么你的身体功能就会逐渐退化，走出舒适区也会变得越来越困难。根据患者的个性化需求，我们设定了运动时疼痛程度为 8~10 级的准则。只有遵循这一准则，你选择的运动类型和运动强度才安全且有效。

我们根据经验判断，过度保护身体和避免做"错误"的动作会延长康复所需的时间。虽然这些做法能治愈病痛，但会使身体功能在一定程度上退化。在治疗结束后，患者往往需要很长的时间来重新提高身体功能，这就浪费了许多时间。

不断增强对疼痛和运动的认识

我们反复强调自主运动——有意识的"有能"——的重要性，因为你对某些影响因素的作用了解得越多，评估得越准确，你就越清楚前进的方向。你对疼痛和运动的认识越深刻，你就越明白只有付诸行动才能让自己获得健康。

当你因运动而受伤时，当你的身体出现原因不明的疼痛时，你会担心甚至害怕。你会想："我的跟腱是不是断裂了？我的关节囊是不是受伤了？我要不要做 X 射线检查？如果医生说我需要做手术怎么办？"你在读过本书之后，就

不会再为这些不确定因素而烦恼，当你的身体尚未出现疼痛或只有某些部位的紧绷程度增高时，你就知道该怎么做了。你如果骑车时摔倒，在楼梯上绊倒，或者搬柜子时滑倒并感到疼痛难忍，就可以自行治疗，比如做 15 分钟的滚动按摩，或直接练习筋膜瑜伽。这样一来，你就能立刻确定身体受伤的程度。

我们的一些患者有类似的经历。他们在我们这里接受初步治疗后，疼痛明显缓解了；他们练习筋膜瑜伽 1~2 周，就能完全摆脱疼痛。接下来，他们的主要任务便是对抗基因设定的"节能"程序。有些患者可能认为疼痛消失后就没必要继续练习筋膜瑜伽了，因而降低了练习的频率，甚至彻底不练习了。在这种情况下，疼痛迟早会再次出现。不过，通过这些治疗和练习，患者已经积累了一定的经验，摆脱了无意识的"无能"或有意识的"无能"状态，进入了有意识的"有能"状态。他们现在对疼痛有了完全不同的认知，不再任其摆布。他们只要重新开始练习，疼痛就会再次消失。

请你立即采取行动！

对你来说，疼痛意味着什么？不论你一天 24 小时内的运动状况如何，只要你正遭受疼痛的折磨，这种疼痛就是你需要立即采取行动的讯号。在这种情况

下，请你先向医疗专业人士咨询，他们能够确定疼痛产生的原因是否与肌肉和筋膜有关，并为你选择合适的练习。

你的疼痛如果不太强烈，你可以按照我们的《筋膜按摩拉伸疗法》一书中的指导，通过做拉伸练习和滚动按摩来缓解身体各部位的疼痛。你如果不能通过做滚动按摩来缓解疼痛，那就应该向医疗专业人士咨询。你如果没有疼痛，仅仅感觉身体的某些部位肌肉紧绷或筋膜僵硬，就可以在练习筋膜瑜伽的同时，在出现问题的部位做滚动按摩。虽然这样做耗费的时间更多，但能使你更快地恢复最佳状态。

你如果想消除自己在日常生活或运动中的身体失衡、肌肉过度紧绷等现象，最可靠的方法就是定期练习筋膜瑜伽。通过练习筋膜瑜伽，人体内所有瓶颈区域的不良现象都能按照重要性依次被消除，因此你可以安心地运动而不必担心身体受到伤害。

为使你进入有意识的"无能"状态，我们尽了最大的努力。你如果认同我们的观点，并且凭直觉认为相信我们是正确的选择，那么你现在就可以付诸行动，真正进入有意识的"有能"状态。到目前为止，我们只为你介绍了一些理论知识，在第二章，我们会进一步解释这些理论知识。你会有越来越多的动力练习筋膜瑜伽。你如果丝毫不愿接受你目前在本书中读到的全部内容或部分内容，可以先做筋膜瑜伽中的一些简单的练习，并判断筋膜瑜伽能否给你带来益处，毕竟健康才是最重要的。

俗话说"实践出真知"，请你立即开始行动吧！

第二章　实践指导

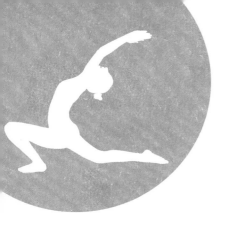

如何使身体达到最健康的状态

从现在开始，我们谈论的内容会越来越具体。当然，你已经具备了将大部分理论转化为实践的能力。

在本章中，我们最重要的目标是使你立即开始行动，为实现健康、摆脱疼痛和充分恢复运动能力而努力。你如果患有关节炎或存在椎间盘受损的问题，就只能从自己身上找原因。你如果体重超标、无法正常运动，或者只能忍着疼痛勉强运动，又或者患有各种疾病，那最应受到责备的也是你本人。

这就是本书的"缺点"。在阅读本书之前，你可以找借口说自己不知道竟然还有更好的运动方法。从上幼儿园到上学，再到参加职业培训，直到工作，都没有人告诉你这些信息。直到翻开本书，你才知道自己错过了什么。你开始

了解人体内一系列的联系。你如果现在停止阅读，永远都不采取行动，那就必须准备好面对未来很可能出现的一系列问题，如患病、行动不便或因关节磨损而产生疼痛。不过，你如果选择继续阅读并付诸实践，那么这些问题很可能永远都不出现。

我们不能肯定，如果你按照我们的建议采取了行动，你的健康就一定不会受损，而且你永远无法确定健康受损的情况是否真的不可避免。要想获得准确的答案，只有一个办法，那就是落实我们的建议，因为纸上谈兵不会改变任何事情。你需要花费足够长的时间，拥有足够强大的意志力，并耐心地等待变化的发生。

我们想邀请你参与一个有关生命的

实验。这虽然听起来有些浮夸，但做起来很简单。请你尽力尝试本书中的实践方法。比完整的训练计划更重要的是往前走的每一步，正是持续不断地前进使我们养成了习惯，习惯养成之后就更容易坚持下去。俗话说："千里之行，始于足下。"只要迈出第一步，之后的路就会越来越好走，你的生活也会在良性循环中变得越来越美好。

毋庸置疑，每个人的生命都只有一次。你是否想就此放弃，从而失去拥有更加好的人生的可能性？当你在生命将尽时问自己，倘若为自己再多付出一些，这一生会拥有怎样的结局时，你会不会难以宽恕自己？为了少些遗憾，请你加入我们，和我们一起练习筋膜瑜伽。

为了健康，你每天都要与体内的"节能"程序做斗争并努力取得胜利。即使今天输了，明天也有新的机会。我们祝愿你从中找到乐趣，我们愿意与你并肩作战，让你行动自如、健康长寿、远离疼痛。

你有权利也有机会为自己的生活和健康负责。如今你已掌握了必要的知识，是时候采取行动了。

筋膜瑜伽的组成部分

筋膜瑜伽由 4 个部分组成。

你如果想远离疼痛、行动自如并尽可能地保持健康，练习筋膜瑜伽就是不错的选择。筋膜瑜伽中有两类可以完美互补的练习：大地流（EarthFlow）练习和天空流（SkyFlow）练习。这两类练习是筋膜瑜伽的基础组成部分。

滚动按摩是做上述两种练习前的热身运动，它能够促进新陈代谢。

合理的饮食结构是你更快地改善健康状况、实现目标的基础。健康的饮食能够为你的身体提供最宝贵的"燃料"和"建筑材料"，尽可能地使重塑健康变得简单。

筋膜瑜伽的组成部分

大地流练习：有效地串联各种拉伸运动，激发运动潜能。

天空流练习：充分活动关节，提高运动能力，从而逐渐扩大关节活动度。

滚动按摩：刺激身体各个部位的筋膜，促进新陈代谢，从而减少肌肉僵硬和筋膜粘连的现象，增强肌肉和筋膜的滑动能力，是做练习前的热身运动。

合理的饮食结构：有助于更快地改善健康状况，从而更快、更轻松地实现目标。

为新陈代谢创造最佳营养条件

由于饮食对一切生命活动来说都很重要，所以我们从饮食结构谈起。你可以自行决定饮食结构，但我们希望你至少尝试一次我们建议的饮食方面的调整。你如果不想改变自己的饮食结构，只想专心做筋膜瑜伽中的练习，那就跳过这一节，直接学习滚动按摩。你在通过做筋膜瑜伽中的滚动按摩和练习明显提高生活质量之后，可以重新考虑调整饮食结构这个问题。只要你坚持练习筋膜瑜伽，你的幸福感就会越来越强烈，你在某个时刻就会想优化饮食结构，那时你就会做出改变。

很多人难以改变自己的饮食习惯，但他们不知道为什么。心理学家对此做出了解答：你的饮食习惯与母爱有着紧密的联系，也与母亲为你准备的饭菜有着千丝万缕的联系。你如果改变原有的饮食结构，就几乎意味着脱离了母亲。这就解释了为什么很多成年人在面对这个问题时反应强烈，极不情愿，甚至会抓狂或完全拒绝改变。但在这方面，知识同样能给予你力量。因此，请你继续阅读，接下来我们会告诉你怎样优化饮食结构。

在第一章有关饮食的部分，我们主要讨论的是细胞外基质对健康的重要性。

现在，我们想介绍一下我们设计的两套有益于健康的饮食法——果蔬汁断食法和碱性饮食法。

第一套饮食法是果蔬汁断食法，你可以自行选择断食的总时长，但你需要在特定的时间段断食；第二套饮食法是碱性饮食法，你既可以只在一段时间内采用该饮食法，也可以长期坚持下去。

此外，我们会为你介绍各种食谱，教你如何制作果蔬汁和青菜汤。

把好的东西放进去

> **健康公式**
>
> 你还记得我们的健康公式吗？健康 = 把好的东西放进去＋搅拌均匀＋去除坏的东西。
>
> 我们建议你先尝试"把好的东西放进去"。你在过去的日子里越不注意饮食健康，生活方式越不规律，患的疾病越多，你就越应该做出改变。

经验告诉我们，你如果长期没有做高质量的运动，那么做拉伸运动或滚动按摩有助于人体排出体内大量多余的沉积物、毒素和代谢废物，它们是来自细胞间隙、血管和器官的垃圾。在这种情况下，你如果坚持吃高质量的食物，你的身体就有充足的能量尽快地清除垃圾。最重要的是，你不要在清除垃圾后迫不及待地摄取低质量的食物。

你可以先尝试果蔬汁断食法。你只要感觉良好，就应该坚持下去。刚开始会有些艰难，因为你的身体要适应缺乏蛋白质（主要是动物蛋白）的状态。但你只要成功熬过这段时间，一切就会越来越容易。

果蔬汁断食法

开始断食的前一天是"放松日"，你需要在这一天放松身心并做好准备。也就是说，在真正开始断食之前，你需要尽可能地减轻消化系统的负担，从而使调整饮食结构变得容易。你最好立即开始改变自己吃饭时的习惯。消化始于口腔，请你用力地咀嚼食物，直到食物成为糊状再咽下。你在喝果蔬汁时也要细嚼慢咽，将果蔬汁中的固体咀嚼得更细碎，这样一来，你不仅能在很大程度上减轻消化系统其余器官的负担，还能避免血糖水平上升过快。

放松日

在放松日，你要排空大便。请你在起床后立即喝一杯浓度为3%~5%的硫酸钠溶液，或浓度为5%的硫酸镁溶液。你可以在药店买到硫酸钠和硫酸镁，具体做法参见说明书。你也可以在放松日的晚上灌肠。你能在药店或医疗用品店买到灌洗器。灌肠需要使用35~38 ℃的水。灌肠时，你最好将双腿搭在水槽上或浴缸边缘，以仰卧的姿势让水流进肠道，同时两个膝盖交替抬到胸前，使水在肠道内停留的时间更长。

平时，你可以每隔一天做一次上述通便措施。

在放松日，你应只吃易消化的食物，如颗粒状食物、蔬菜和水果。你还应尽可能地关注身心健康，不要做任何可能使自己产生压力的事。

起床后1~2小时，你可以根据自己的喜好喝一壶（0.5~0.75 L）茶，然后吃一份新鲜的水果沙拉。你的午餐可以是两个带皮的烤土豆和一些蔬菜。请你在烹饪时尽量少放盐，用罗勒叶、欧芹叶或香菜等天然香料调味。你可以在享用午餐前喝一壶茶。

下午5点，你可以选择一小份沙拉或一小份蔬菜拼盘作为晚餐。睡前2小时，你可以喝一杯安神茶、洋甘菊茶或其他合你口味的混合茶。

这一天除了喝茶，你还需要喝1~2 L不含气泡的水。

请你在餐前或餐后2小时喝水，吃饭时不要喝水。这条原则适用于所有吃固体食物的日子。也就是说，除了在断食日，你都应该遵守这个原则。

断食日

你在所有的断食日都应遵守相同的日程安排。

请你在起床后平静地淋浴，并在淋浴的最后 1~2 分钟用冷水冲洗以促进新陈代谢。

淋浴结束后，你应当立即做筋膜瑜伽中的滚动按摩和练习，完成后奖励自己一杯新鲜的薄荷茶、柠檬香脂茶或迷迭香茶，它能使你充满活力。请你尝试不同口味的茶，并找到自己最喜欢的。你可以通过这种方式为断食日增添变化和乐趣。

请你在茶里加解酸剂或碱性类食品添加剂。

然后你就可以喝果蔬汁了。在早晨喝一杯果蔬汁是理想的选择。果蔬汁应由大致等量的水果和深绿色蔬菜制成。你可以充分发挥想象力和创造力，选用自己喜欢的食材。请你将果蔬汁盛在一个漂亮的杯子里，慢慢地用勺子舀着喝。

做果蔬汁的食材必须新鲜。你如果无法现喝现做，也可以在早上做好果蔬汁，然后将其倒入保温瓶或其他保温容器以保持果蔬汁的新鲜。

午餐中的果蔬汁中，水果所占的比例应该较小。果蔬汁中的水果和蔬菜应根据你自己的口味和喜好适量添加，不要选用你不喜欢的。你每天可以用不同的原料做果蔬汁和青菜汤，为饮食增添一些变化。

由于你在断食期间吃的是流食，因此你可以在任何时间喝茶，不必严格遵守上文中提到的喝水原则。

请你在下午 5 点到 6 点吃晚餐。喝茶时，请不要忘记加入解酸剂或碱性类食品添加剂。请你在喝完茶后喝一碗青

断食日的日程安排

早上
淋浴，做筋膜瑜伽中的滚动按摩和练习
喝一杯含解酸剂或碱性类食品添加剂的茶
喝 300~400 mL 果蔬汁

中午
喝一杯茶、一碗青菜汤和 300~400 mL 果蔬汁

傍晚
喝一杯茶和一碗青菜汤
喝 300~400 mL 果蔬汁
散步，泡温水澡

一天中的任意时间
用热水袋敷肝部或蒸桑拿
做运动（耐力训练）

菜汤。你愿意的话，可以喝两碗。你可以在青菜汤里加一些磨碎的天然香料（如罗勒叶、百里香、薄荷叶、香菜和欧芹叶）来丰富青菜汤的风味。你如果在某个断食日的晚上不得不工作到很晚，可以再喝一杯果蔬汁。不过，你只能偶尔这样做。

吃完晚餐，请你外出散一会儿步，然后回家泡个温水澡。泡澡时，你可以在水中添加自己喜欢的芳香精油。如果条件允许，请你在晚上做一次能使身心舒展的全身按摩。在理想情况下，你应该在晚上 10 点左右睡觉。

每天用热水袋敷肝部有助于身体排出毒素。请你在热水袋中灌满热水，再用一块温暖的湿布将其包裹起来。请你在肝部，即右胸下方，垫一块干燥的亚麻布或棉布，放上准备好的热水袋，然后用一条围巾裹住整个上腹部，将热水袋固定。在热敷的过程中，你可以躺在沙发或床上，享受 30 分钟左右的惬意时光。躺着的时候，肝脏的供血情况比坐着或站立时的好得多。你如果在这段时间睡着了，千万不要惊讶，因为这样热敷能够有效地使你的身体放松并排出毒素。

你如果觉得身体状态不错，可以再蒸一会儿桑拿，但在断食期内，蒸桑拿的总次数不宜过多，温度不宜过高，时间也不宜过长。

结束断食

现在，你要准备迎接断食日最困难的挑战：结束断食。诺贝尔文学奖得主、素食者萧伯纳（George Bernard Shaw）说过一句令我们印象深刻的话："任何人都知道如何断食，但只有智者才知道如何结束断食。"

在断食结束后的三天里，你的身体需要重新适应正常饮食。

断食结束后，你如果不做其他运动，就一定要执行你在断食期间的运动计划，不论是在断食结束后的三天里还是在之后的日子里。

断食日的运动计划

· 请你每天至少练习15分钟筋膜瑜伽。你可以在下文中找到练习方法。你如果在断食期间除了练习筋膜瑜伽还要进行耐力训练和体能训练，那么完成所有运动计划大约需要30分钟。

· 慢步走、快步走、越野行走、骑自行车或划船都是不错的耐力训练项目。运动时长以20~30分钟为宜，你在运动中使用的肌肉越多，你的运动效率就越高。在冬天，滑雪是个不错的选择。即使只是呼吸着新鲜空气快步走20~30分钟，也有助于身体排酸和排毒。

· 俯卧撑和屈膝运动都是不错的体能训练项目。做俯卧撑时，你可以将脚掌抵在墙上，也可以跪在地上，逐渐增大手和膝盖之间的距离。做屈膝运动时，请你注意脚跟不要离地。屈膝的幅度一开始不要太大，要确保你不扶靠物体也能站稳。

· 你如果无法每天既训练耐力又训练体能，可以每天只进行一种训练，每周训练6天。也就是说，你要在其中的3天每天进行30分钟耐力训练，另外3天每天进行20分钟体能训练。你如果每天都进行两种训练，则需要每天变换训练内容。

断食不会导致肌肉退化

· 在断食期间，按上述日程安排执行，你的肌肉不会退化。

· 反对断食的人经常提到肌肉退化的问题。人在断食最初的三天内，体内流失的蛋白质较多，因此他们会担心肌肉退化，尤其是心肌退化。大多数人体内的"蛋白质废物"太多，而断食能减少废物产生，并提高人体新陈代谢能力，以尽快排出这些废物。此外，请你想想，心脏如果真的受到严重损害，它为何还会不停地跳动？

· 进行耐力训练能保证心肌在正常搏动之外满足身体的其他需求，进行体能训练和练习筋膜瑜伽则能强化参与运动的肌肉，特别是经常被忽视的瓶颈区域的肌肉。

断食结束后的第一天

请你在断食结束后的第一天早晨喝一杯茶和一杯果蔬汁，就像在断食期间一样；然后吃一个小苹果，请注意细嚼慢咽。

中午，请你喝一小杯（200 mL）果蔬汁，大约半小时后喝一碗土豆汤。

下午，请你喝一壶茶。喝完茶后，你可以吃一些生蔬菜，比如几片卷心菜叶、一把茴香、一根胡萝卜。

晚上，你可以喝一碗土豆汤或者喝一杯你喜欢的茶。

断食结束后的第二天

第二天的早餐和第一天的一样。

中午，请你喝一小杯（200 mL）果蔬汁，半小时后吃 3 个带皮的小土豆和少量其他蔬菜，例如胡萝卜。进食的时候请你细嚼慢咽。

下午，你可以喝一壶茶，之后吃一些生蔬菜，比如几片卷心菜叶、一把茴香、一根胡萝卜。

晚上，你可以吃 3 块脆薯饼或 3 个带皮的小土豆，并搭配番茄和罗勒叶或其他新鲜蔬菜和天然香料，也可以喝一碗青菜汤。

断食结束后的第三天

第三天的早餐和前两天的一样。

中午，你可以喝一小杯（200 mL）果蔬汁，半小时后吃 3 个带皮的小土豆和一些西葫芦。进食时请你细嚼慢咽。

下午，你可以喝一壶茶，然后吃一些蔬菜沙拉。

晚上，你可以吃一些自己喜欢的蔬菜沙拉，搭配不含麸质的面包或不含盐的大米饼。你喜欢的话，可以再吃 3 个带皮的小土豆。

真正地结束断食

到了第四天，你就可以真正地结束断食了。现在就看你愿不愿意彻底改变自己的生活方式了。你可以先尝试几周的素食，你如果喜欢果蔬汁，可以在真正结束断食后继续每天喝一杯。

你只需不吃或少吃肉类、鱼类、蛋类、乳制品和甜食中的一种或几种，就能在很大程度上帮助身体排出毒素。

在断食期间，你会感觉你的精神和身体越来越轻松。你如果改善饮食习惯，就能一直拥有这种轻松的感觉。饮食习惯的改善也可以使疾病或疼痛的症状减少甚至完全消失。你的饮食越接近完全的植物性饮食，你就越健康。

你在断食期间能了解并感受到，合

理的饮食结构在任何情况下都能带来积极的影响。很多患者向彼得拉反馈，他们之前从未有过这样舒适的感觉。这完全符合我们在本书中试图让你接受的逻辑。吃高质量的食物能够极大地抚慰你的身体、心理和精神，使它们有条不紊地发挥功能。

果蔬汁断食法的食谱

要想做出软绵绵、质地如天鹅绒般的果蔬汁，一台转速超过每分钟 30 000 转的立式搅拌机是不可或缺的。网上有很多搅拌机测评报告，你可以根据自己的需求来选择搅拌机。请注意，便宜的不一定是差的。

早餐喝的果蔬汁

原料：嫩菠菜 100 g，牛油果 ½ 个，苹果 1 个，橙子 2 个，杧果 ½ 个，新鲜薄荷叶 10~20 片，水或绿茶适量。

做法：将所有蔬菜、香料和水果洗净，切小，放入搅拌机打成糊状，再根据你自己的口味加适量水或绿茶，打成适口的浓度。

你可以自己选择原料。例如，将生菜、胡萝卜叶、甜菜叶和卷心菜搭配起来，味道非常好。你也可以尝试用不同的水果搭配香草、肉桂或肉豆蔻等香料。你可以使用各种各样的杯子来盛果蔬汁。

早餐的果蔬汁中，蔬菜和水果的比例约为 1 : 1。

午餐喝的果蔬汁

原料：嫩菠菜 250 g，天然香料（如羊角芹叶、荨麻叶或车前草）适量，水果（梨、苹果、木瓜、猕猴桃、葡萄、蓝莓、草莓或树莓）共 50 g，牛油果 ½ 个（或香蕉 1 根），水或绿茶适量。

做法：将所有蔬菜、香料和水果洗净，切小，放入搅拌机打成糊状，再根据你自己的口味加适量水或绿茶，打成适口的浓度。

可口果蔬汁的原料组合

· 嫩菠菜，芝麻菜，梨，青柠汁，水或椰汁。

· 多种绿色蔬菜，欧芹叶，香蕉，椰汁。

· 多种绿色蔬菜，杧果，柠檬，蓝莓，生姜，水。

· 多种红色蔬菜和绿色蔬菜，水芹，罗勒叶，柠檬汁，柚子或橙子，牛油果，水。

· 甜菜叶，嫩菠菜，香蕉，牛油果，甜椒，柠檬汁，水。

• 嫩菠菜，卷心菜，新鲜薄荷叶，腰果，梨，猕猴桃，橙子，水。

• 多种绿色蔬菜，柠檬汁，草莓，新鲜薄荷叶，罗勒叶，水芹，生姜，奇亚籽，水或椰汁。

筋膜瑜伽特制果蔬汁

原料： 嫩菠菜2把，卷心菜、生菜或其他绿色蔬菜适量，新鲜的天然香料（如羊角芹叶、繁缕、菩提叶、菩提花、荨麻叶、蒲公英叶和车前草）适量，浆果（如蓝莓、黑莓、覆盆子、草莓、醋栗和蔓越莓）适量，苹果1个，香蕉1根，黄瓜1根，两三个橙子榨出的橙汁，新鲜薄荷叶7片，水适量。

做法： 将所有蔬菜、水果和香料洗净、切小，放入搅拌机打成糊状，加橙汁和水，打成适口的浓度。

青菜汤

你在做青菜汤时，可以充分发挥想象力，使用任何你喜欢的蔬菜。将蔬菜煮至少4小时，然后过滤掉菜渣，留下汤汁即可。

做青菜汤所需的主要原料是绿色蔬菜，你可以使用新鲜欧芹茎、欧芹叶和胡萝卜叶等。尽量不要放盐，只要放了足量的蔬菜，即使不放盐，汤的味道也很浓郁，所以你不要在蔬菜的量上节省。你可以在做青菜汤时分别加百里香、迷迭香和罗勒叶等天然香料，这能为你带来不同的味觉体验。你坚持断食的时间越久，你就越舒适。

你最好用深锅煮两锅青菜汤，每锅青菜汤约4 L，这样就能一次性将断食一周要喝的青菜汤准备好。你可以将煮好的青菜汤放在冰箱里冷藏保存，也可以将其分成小份冷冻保存。每天喝1 L青菜汤有益于健康。

碱性饮食法

为使筋膜恢复柔软、有弹性、水分充足的状态，你应长期食用碱性食物。你可以在断食结束后直接开始这样做。你如果不想断食，也可以直接尝试碱性饮食法。

请允许我们再次简单介绍一下，为什么碱性饮食法在今天如此重要。

目前，许多人的不良饮食习惯都给他们的筋膜带来了严重的危害，极高的动物蛋白摄入量已经超过了人体代谢蛋白质的能力。人体内过剩的蛋白质使人体酸化程度越来越高，人越来越不健康。

1961 ~ 2007年，德国的肉类消费总量增加了50%，猪肉消费总量增加了85%。德国男性平均每周食用1 kg肉类，德国女性平均每周食用 600 g 肉类。一个德国人在一生中会吃掉大约 1094 种动物制品。德国人的乳制品的消费量也很高。

超出人体正常需求的动物蛋白会被临时储存在筋膜内。我们想再次提醒你：从人类的发展史来看，人类应该采用碱性饮食法，因为筋膜无法储存如此多的动物蛋白，最后会不可避免地酸化，甚至全身都会因此酸化。我们为你介绍过体内酸性物质过多对筋膜造成的不良影响。这些酸性物质附着在筋膜的带负电荷的"羽毛"上，中和了负电荷，导致筋膜僵硬且粘连，降低了筋膜的吸水能力。而且，胞间隙中的水分子越少，细胞外液运输营养物质和代谢废物的能力就越差。

要想恢复健康或预防身体酸化，你应在 6~12 周内坚持采用碱性饮食法，让你的身体逐渐适应碱性食物，在此期间，你也要重新思考你的身体与食物的关系。

采用碱性饮食法主要是为了使身体各项功能恢复正常，清除体内的有害物质。我们在患者身上观察到，患者在采用碱性饮食法后，体内的不适感消失，已经显现的症状也逐渐好转，还能减掉多余的体重。这简直像魔法一样神奇！你如果进行这样的尝试，就会有同样的收获。

关于食物的酸碱性

食物是酸性还是碱性主要取决于其中磷酸盐、氯化物和硫酸盐所占的比例以及食物所含的动物蛋白中硫的含量。这些矿物盐主要存在于动物性食物中，如肉类、乳制品、鱼类、蛋类，豆类和谷物中也有少量的矿物盐。

不过，对人体而言，pH 值显示为酸性的酸味食物不一定是酸性食物。味酸的柠檬、橘子等水果都属于碱性食物，因为这些食物中碱性物质（如钾、镁、钙和柠檬酸）的含量较高，吃这些碱性食物可以降低身体的酸度。

其原理是什么？人体内有机酸残留物中的氢离子和人吃下的碱性食物中的氧离子结合生成水，水附着在筋膜的带负电荷的"羽毛"上，使筋膜变得健康而富有弹性。

我们根据组分，将食物分为酸性食物和碱性食物。近年来，人们开发了一种测定食物酸碱性的新方法，即肾脏酸负荷值（PRAL）测定法[①]。用这种方法不仅能测出酸性物质或碱性物质的组成元素，还能测出人体摄入和代谢这些元素的情况。食物的肾脏酸负荷值能够表明这种食物是酸性还是碱性的，以及它的酸性或碱性的强度。例如，牛肉的酸

[①]营养学中测定食物酸碱性的方法。肾脏酸负荷值的单位是mEq，它代表100 g食物经过人体的消化、吸收和代谢，最终产生的酸性代谢产物的量。PRAL=0代表食物是中性的，PRAL＞0代表食物是酸性的，PRAL＜0则代表食物是碱性的。——译者注

性强度远远高于豌豆的酸性强度，干酪
的酸性强度远远高于黑麦粉的酸性强度。

多吃碱性食物

　　阅读下一页中的表格，你能了解各
种食物的酸碱性，并以此为基础合理调
整自己的饮食结构。当你摄取的酸性食
物与碱性食物的比例为 20 ∶ 80 时，你
的饮食结构较合理。你如果发现自己近
几年的饮食结构中酸性食物占比过大，
那么你可以尝试将饮食结构调整为酸性
食物与碱性食物的比例为 5 ∶ 95。你不
愿放弃某些酸性食物？没关系，你可以
先试着将饮食结构调整为酸性食物和碱
性食物的比例为 40 ∶ 60。

　　最重要的是，有了下页这张表格，
你就能有意识地调整自己的饮食结构。
此外，你应尽可能多地食用有机食物。

碱性饮食法小贴士

　　·多喝水，最好是经过反渗透处理且
不含气泡的水。

　　·土豆是碱性食物中的"明星"，尤
其是带皮的土豆。新鲜的红甜菜、芽苗菜、
藻类和香蕉等，都是非常好的碱性食物。

　　·前文中提到的青菜汤和果蔬汁都是
很好的碱性食物。

　　·多吃碱性食物有益于健康，尤其是
在你刚开始采用碱性饮食法时。至于是否
有必要长期这样做，取决于你的饮食结构
和生活方式。

碱性食物与酸性食物

碱性水果

苹果	无花果	黄香李	绿皮脆李
菠萝	蓝莓	油桃	醋栗
杏	覆盆子	青橄榄、黑橄榄	阳桃
牛油果	哈密瓜	木瓜	西瓜
香蕉	红加仑、白加仑、黑加仑	桃	葡萄
梨	樱桃	黑布林	柑橘类水果（如橘子、橙子和柠檬）
枣	猕猴桃	越橘	西梅
草莓	杧果	榲桲果	

碱性蔬菜

藻类（如海苔、裙带菜和羊栖菜）	细香葱	芜菁	小葱
洋蓟	绿豆芽	秋葵	黑婆罗门参
茄子	野甘蓝	辣椒	芦笋
欧芹叶	黄瓜	欧防风	尖头卷心菜
花椰菜	胡萝卜	欧芹茎	红薯
西蓝花	土豆	樱桃萝卜	番茄（生）
菊苣	大蒜	白萝卜	圆白菜
大白菜	球茎甘蓝	宝塔菜花	皱叶甘蓝
豌豆苗	南瓜	抱子甘蓝	西葫芦
茴香菜	大葱	红甜菜	洋葱
紫甘蓝	叶用甜菜	苜蓿叶	胡芦巴叶

碱性菌菇

平菇	木耳	香菇	松露
口蘑	鸡油菌	牛肝菌	

碱性天然香料和沙拉叶菜

罗勒叶	水芹叶	罗莎绿生菜、罗莎红生菜	藏红花
巴达维亚生菜	生姜	墨角兰叶	鼠尾草
夏季香薄荷	刺山柑的花和叶	辣根	酸模叶
琉璃苣	肉豆蔻	滨藜属植物（如西班牙菠菜）	韭菜
荨麻	细叶芹	荆芥	黑茴香籽
朝天椒	卷心莴苣	丁子香	百里香
莳萝籽	菾蓂	牛至叶	香荚兰
橡叶生菜	孜然	香芹叶	芝麻菜
结球莴苣	辣椒	胡椒	马郁兰
苦苣	姜黄	薄荷叶	肉桂
莴苣缬草	莴苣	多香果	香蜂花

茴香籽	欧当归	迷迭香	糖塔沙拉菜（Zuckerhut，德国的一种生菜）
皱叶莴苣	蒲公英叶		
碱性坚果			
油沙豆	榛子	栗子	
碱性饮料			
自制果蔬汁	自制青菜汤	草药茶	弱碱性水
自制绿色蔬菜汁	自制果汁（如橙汁）	水	柠檬水（用半个柠檬榨的汁加 200 mL 水）
有益于健康的酸性食物			
苋菜	带壳小米	玉米（玉米糁、玉米面）	有机动物制品（如有机黄油、有机奶油）
荞麦	藜麦	坚果（如核桃、澳洲坚果）	
有机谷物（如有机斯佩尔特小麦、黑麦、卡姆特小麦和大麦）、有机谷物制品（如胚芽面包）和有机豆芽	豆类（如绿豆、豌豆、兵豆、鹰嘴豆）	油料种子（如亚麻子、芝麻、蓖麻子、葵花子、南瓜子；如果种子发芽，在发芽期内种子呈碱性）	有机豆腐
糙米、布格麦、古斯米等谷物制品，但仅限于斯佩尔特小麦类谷物，而非所有小麦类谷物	高品质可可粉及巧克力	优质植物蛋白（如羽扇豆蛋白、大米蛋白、大豆蛋白和豌豆蛋白）	味噌、豆豉等优质的有机发酵豆制品
应尽量减少食用的酸性食物			
来自传统养殖业的鸡蛋	来自传统养殖业或污染地区的海鲜	香肠、火腿	来自传统畜牧业的乳制品（包括夸克奶酪、酸奶及其他奶酪，所有低脂乳制品和无乳糖乳制品）
来自传统养殖业或人口密集地区的肉制品	来自传统养殖业的新鲜肉类		
应避免食用的酸性食物			
工业化食品	含麸质添加剂的食品（如植物蛋白肉制品、素香肠、冷切肉和肉酱）	腌菜	精加工的豆制品
用精制面粉做的食品（蛋糕、甜品和面条等）	番茄酱（自制番茄酱除外）	芥末酱（不含酸性食品添加剂的优质有机芥末酱除外）	冰激凌
应避免饮用的酸性饮料			
含酒精的饮料	浓缩果汁、碳酸饮料、蛋白饮料、加糖的奶昔等	咖啡（包括浓缩咖啡、添加谷物的咖啡、速溶咖啡和低因咖啡等）	除绿茶之外的茶（如红茶、水果茶、冰茶）
即饮饮料，如软饮料	动物奶		

植物性食物的优点

现在是时候给大家介绍一下我们夫妻二人的饮食结构了。我们这几年的饮食都以植物性食物为主。可以说，我们是全价值营养主义[①]者，也是蛋奶素食者。在我们看来，虽然目前市面上的素食很多，但大多数都是工业化，它们的新鲜度和质量都得不到保证，食物中原本含有的生物光子能量[②]、维生素和次生植物物质[③]大量减少。因此，无论你采用哪种饮食方式，工业化食品在你的饮食结构中的比例都应该尽可能地小。为什么我们是蛋奶素食者而不是严格素食者？因为我们的祖先也并非完全吃素。

我们在前文中谈到我们的祖先的饮食结构：以植物性食物为主，以动物性食物为辅。这符合我们基因的设定，能使我们保持健康。科林·坎贝尔（Colin Campbell）教授在《救命饮食：中国健康调查报告》（*The China Study*）一书中发表的研究成果充分地证实了这一点。根据他的研究成果和我们30年来对几乎所有饮食方式的了解，我们选择了以植物性食物为主的饮食方式。你知道吗？即使我们在某天吃的酸性食物超过我们当天吃的所有食物的5%，甚至到了

15%，我们的健康也不会受到太大的影响。我们的基因决定了我们的排毒器官会持续工作，以免退化。因此，我们不必过于担心，就算某天吃了过多的酸性食物，只需在其他日子里多吃些碱性食物，也可以重新恢复体内酸碱平衡的状态。这种饮食方式非常人性化，不会剥夺你享受生活的权利。你虽然不能经常放纵自己的食欲，但偶尔可以享用一些不够健康却极其味美的食物。

在大部分时间里，我们是食用全价值营养食物的素食者，这意味着在我们的饮食结构中水和新鲜且未经加工的水果、蔬菜占90%以上。此外，我们所吃的食物含有多种维生素、矿物质和次生植物物质。

我们认为植物性食物中的水比饮用水更容易被筋膜吸收。通过吃植物性食物摄入水分就像地面逐渐吸收落下的小雨滴；而喝饮用水，尤其是在短时间内大量喝水，就像下暴雨时地面不能快速吸水，水大多消失在沟壑里。有趣的是，植物细胞中就有等离子态的水分子，即我们在前文中描述的"可以附着在筋膜'羽毛'上的水分子"。尽管如此，你还是要多喝饮用水，尤其是纯净水。为了丰富水的味道，你可以用柠檬或生姜

---

①一种优先选择新鲜、未加工的食物和全谷类食品的饮食理念。——译者注
②一种尚未被现代科学承认的微弱能量，这种能量是肉眼看不见的。生物光子是光的最小物理单位，所有生物体都含生物光子。——译者注
③存在于植物体内，虽然与植物的生长发育无直接关系，但有助于植物适应不良环境、抵御病原体侵害和加快新陈代谢。次生植物物质也被称为次生产物或天然化合物，包括萜类、酚类物质和生物碱等。——译者注

来调味。我们再次提醒大家，衰老主要是因为细胞和筋膜缺水，以及人体内的代谢废物过多。

谈到水，有一项关于水的研究结果表明，水能像太阳能电池一样通过阳光获取能量。因此，我们能从科学的角度解释为什么许多人都向往去南方度假。动能和声能能使水分子呈对健康有益的第四态——等离子态。我们很期待在未来看到该领域的研究成果。

最后，我们想给大家介绍美国营养学家迈克尔·波伦（Michael Pollan）的饮食法则。他用几句话概括了你在很多书上都能读到的内容，比如"吃饭只吃七分饱""以植物性食物为主"等。

波伦所说的食物指未经工业化加工或加工工序较少的食物。我们非常感谢他用精简的语言概括了核心内容。

让我们结束这一节的内容，继续探讨筋膜瑜伽。

> "吃饭只吃七分饱"和"以植物性食物为主"精准地概括了饮食方式的核心内容。

为练习做好准备

你现在已经掌握了多种使身体达到最健康状态并保持这一状态的方法。我们非常希望你在本书的帮助下达到"有意识的有能"的状态。不过，仅仅知道如何运动、如何改善饮食结构和如何减轻心理负担是不够的，只有实践才能提高和巩固你的行动力，使你更健康。理论能够帮助你树立正确的意识并提高你的行动力，理论固然重要，但如果没有落在实处，那便毫无用处。实践最好依照计划进行。

其实这一切都很简单：制定计划，然后执行计划。

做出决定

有时，你下定决心做某件事，但不久后就将其置于脑后。你知道这样是无法成功的。在本书的第一章，我们讨论了意志力对实现目标的重要性。获得正确的信息对培养意志力而言非常重要，但最重要的还是你的习惯，其次是你在执行计划时获得的幸福感。培养意志力通常需要一定的时间，随着时间的推移，执行计划会越来越容易。我们提供的方法非常有效，但你必须开始行动，必须迈出第一步才有机会看到效果。

现在，你必须做出决定。不过，不做任何决定也是一个会对你未来生活产生重大影响的决定：你如果不做任何决定，未来的生活质量就很可能与大多数人的大致相同。你身体的某些部位可能出现疼痛，关节可能变得不灵活，你甚至患上疾病，最终生活质量下降。到了某个时刻，活着可能是一种痛苦，生命可能很快结束，也可能在痛苦中持续很长时间。

无论你是否拥有信仰，拥有怎样的信仰，你的生命都只有一次。你可以选择得过且过，草草地结束这一生，也可以选择其他方式。我们确信，你在本书中读到的大部分内容都值得一试。毕竟，我们延续的是传承了几千年的传统文化，而成千上万的患者也证实了我们教授的内容基本正确。所以，你不仅有非常大的概率能够延长寿命，而且很有可能过得非常舒适。

请你以阅读此书为契机，开启自己的人生实验吧。你如果不认可我们提出的某些建议，就请选择其他你认可的来实践，或者暂时将与你的观点完全相悖的内容放在一边。但是，你不论决定支持或反对做什么事，都要对自己的生命负责。

让身体做好准备

我们设计筋膜瑜伽的主要目的是使人们在尽可能长的时间里远离疼痛、保持健康、行动自如，而非消除已经出现的疼痛。通过其他方法可以消除已经出现的疼痛：骨压疗法和拉伸运动，以及我们在《筋膜按摩拉伸疗法》一书中介绍的方法。

如果你的疼痛比较轻，那你就可以立即开始练习筋膜瑜伽。不过，如果疼痛较为严重，那你应该先就医。

你一定要记住：你的疼痛越严重，你的肌肉和骨骼能承受的压力就越小。就像当一个人因为压力太大而焦躁不安时，另一个人向他提出了各种要求，想要迫使他冷静下来。这种方法可能奏效，也可能使他产生更夸张的反应，甚至彻底被吓坏。你在和这种人相处时必须有耐心，必须让他先冷静下来，再逐渐恢复好心情。之后，当你向他提出恰当的建议时，他才会感觉良好、舒适。

上述情况也适用于你的肌肉骨骼系统——包括肌肉、筋膜、关节囊、关节、神经系统和感受器。你如果继续加重肌肉骨骼系统的负担，肌肉骨骼系统就会有同样的反应。你在这种情况下做运动的话，肌肉骨骼系统就会反应过度，因为运动产生的力直接作用于你体内承受压力最大的地方，增强你的身体的紧绷感，加剧你的疼痛。虽然这并不是一件坏事（在自然疗法中，这被称为"初始反应"，是疗法正在起效的迹象），但你如果不知道这一点，就会感到害怕，认为运动会导致你受伤。为此，我们再次明确地指出：你如果缓慢地、集中精力地运动，并且疼痛程度保持在10级以下，做我们的练习就永远不会对你的身体造成伤害。

为了防止身体反应过度，你不妨先让身体拥有"好心情"，再通过练习筋膜瑜伽使身体变得更健康。

我们按照以下方法治疗疼痛患者：采用骨压疗法使患者的大脑程序"复位"，从而消除患者的肌肉紧绷感，使因肌肉过度紧绷而引发的问题得以解决。压力减小后，患者的肌肉骨骼系统的负担减轻，疼痛也得以缓解，身体便会逐渐恢复平静。然后，我们让患者做拉伸运动。

确定练习方式

用哪种方式练习筋膜瑜伽取决于你的身体状况。由于我们不可能认识每位读者，所以我们将读者分成三组。

第一组：疼痛严重，关节活动受限或患有疾病，不能做本书中的大地流练习或天空流练习，甚至不能做任何运动。

第二组：疼痛较轻或仅仅身体有紧绷感，关节活动轻微受限或患有轻度疾病，运动困难。

第三组：身体没有疼痛，状况良好。

如果医疗专业人士能在你第一次治疗时明显缓解或消除你的疼痛，你就可以完全放心。这表明你感到疼痛是因为肌肉或筋膜出了问题，并且你有机会彻底、永远地消除疼痛。

你属于第一组或不知道自己属于哪一组

你在练习筋膜瑜伽之前，请向医生、民俗疗法治疗师或其他治疗师咨询，与他们讨论治疗方案。他们可以为你进行骨压治疗，教你如何做具有治疗功效的拉伸运动和滚动按摩，从而帮助你保持无痛状态或缓解你的疼痛。

你如果比较勇敢，可以自行解决疼痛问题。需要注意的是，你的疼痛在一开始可能变得更严重，但这绝对不会对你的身体造成伤害，就像我们在前文中所说的那样。你可以在我们的《筋膜按摩拉伸疗法》一书中找到详细的介绍。你可以先根据自己的疼痛情况有针对性地做滚动按摩以代替骨压治疗，再做拉伸运动以摆脱疼痛。

你很快就能判断哪种方式才是适合自己的。你如果有任何疑问，可以随时向医疗专业人士咨询。

· 如果你的疼痛比较严重，我们建议你向医生或治疗师咨询。他们能判断你的疼痛是否是严重疾病（癌症、心脏病等）导致的；如果不是，他们会立即为你治疗。

· 如果你的疼痛较轻，你可以直接请医生或治疗师用骨压疗法来治疗你的疼痛。

· 你可以阅读《筋膜按摩拉伸疗法》，尝试通过做拉伸运动自行缓解疼痛。

· 轻度疼痛通常可以通过滚动按摩（并使用辅助工具）来消除。

· 如果你的疼痛较轻，你可以直接做大地流练习，并观察身体的反应。

你属于第二组

你如果只有轻微的疼痛，就可以直接做筋膜瑜伽中的大地流练习。但要注意，你在刚开始做大地流练习时，身体可能出现前文中描述的过度反应。虽然这会令你感到不适，但并非糟糕的事，而且一点儿也不危险。

为安全起见，你可以先根据自己的疼痛情况有针对性地做滚动按摩和拉伸运动，直到疼痛消失，再做大地流练习。当然，你可以同时做上述按摩和运动以及大地流练习。你应采取哪种练习方法完全取决于你的身体的感觉。

> 你的身体越紧绷，疼痛越严重，你就越应当尽早接受骨压疗法治疗，或者通过做滚动按摩来缓解疼痛，为练习筋膜瑜伽做好准备。

你属于第三组

你可以立即开始做大地流练习。你一定要控制好运动量，这一点非常重要。许多初学者都会操之过急。在练习初期，你最好将运动量控制在相对保守的范围内。如果计划的运动量过大，你就可能无法完成，或者只有非常努力或反复尝试几次才能完成，甚至你可能因为目标定得太高而沮丧地放弃。相比之下，在几天或几周内完成一个运动量较小的计划就容易得多了。

如何做滚动按摩

你应当在开始做大地流练习前做滚动按摩。请你尝试按照第 113 ~ 121 页的图片和文字描述做相应的动作。你如果在使用较大的滚轴和按摩球时无法做出图片中的动作，就请尝试其他动作或使用较小的滚轴和按摩球。滚动按摩中的很多动作可以靠在墙上做，对大多数人来说，这样做比较容易。

下班后，你可以在看电视时、聊天时或睡前做滚动按摩，而不必特意找时间做这项练习。做滚动按摩能加速筋膜中的液体交换，使你的身体在开始练习的最初几个月里以较快的速度排出代谢废物。

如果练习筋膜瑜伽引起了疼痛

你如果完全没有疼痛感，或只有轻微的疼痛感，那就可以直接开始做筋膜瑜伽中的大地流练习。不过，有一点请记住，在某些情况下练习筋膜瑜伽可能引起疼痛。你可能第一次遇到或很久没有经历这种疼痛。出现这种情况意味着你的身体已经将紧绷感隐藏起来以尽可能地减小身体承受的压力。这有点儿像数学里的"负负得正"，也就是"同样大的两个力相对就会相互抵消"。如果你通过做筋膜瑜伽使这两个力中的一个减小，它们就无法抵消，于是疼痛就出现了。如果另一个力也减小，两个力抵消，那么疼痛就会永远消失。

如何做大地流练习

在开始练习的一段时间里，你要集中精力，单独做大地流练习。你如果在瑜伽、芭蕾、杂技、普拉提或类似的运动方面积累了一定的经验，可以每天交替做大地流练习和天空流练习。

请你按照本书中的图片依次做每个动作。我们建议你每周中有6天做练习，每天练习15分钟：先做滚动按摩5分钟，再做大地流练习或天空流练习10分钟。接下来，我们详细地介绍一下如何充分利用这15分钟。对初学者来说，能充分利用这15分钟就足够了。这也是你在学习阶段应当追求的目标。

几天后，你将不必频繁地查阅本书，并且能够在10分钟内完成越来越多的动作。你如果愿意，可以把整个练习过程分成几个部分，单独练习每个部分的动作，直到达到理想的水平。

如何做天空流练习

你如果已经熟悉了大地流练习，就应该尽早开始做天空流练习。

天空流练习由12项独立的练习组成。请你先分别学习这12项练习中的每一个动作，一段时间后，你就可以完整地做天空流练习了。你如果看不懂书中的文字描述，就跟着视频做练习吧。

有益健康的 15 分钟练习

请你每周 6 天，每天练习 15 分钟，并将这 15 分钟的练习融入你的日常生活——起床、上厕所、吃饭、开始工作、结束工作。这些事情通常发生在一天中固定的时间点，你可以在这些时间点前后做练习，也可以选择固定的时间做练习。

"我没有时间。"我们无数次从患者口中听到这句话，他们总强调自己无法从忙碌的日常生活中挤出 15 分钟。恕我们直言，这不过是借口。重要的不是你需要付出 15 分钟的时间，而是这 15 分钟的练习所具有的价值。如果这 15 分钟的练习价值很高，那你就一定能挤出时间。（你在读完本书后就能很好地理解这一点。）你认为挤出 15 分钟是绝不可能的事？那么请问，你从清晨到深夜都很忙吗？你如果真的很忙，那你每天什么时候起床？你的闹钟如果定在早上 6 点，那你就将其调整为早上 5 点 45 分。你知道，时间挤挤总会有的。

不过，为了避免你对太早起床产生恐惧，我们建议你在白天抽出时间来做练习。从起床到开始工作通常有较长的时间，而这段时间往往被浪费了。你可以在开始工作前专注地做大地流练习，这能使你身心舒适，愉快地开启一天的工作。你也许希望每天与你的伴侣一起度过一段身心放松的时间，那么和他 /

她一起做大地流练习就是不错的选择。

我们建议你把这 15 分钟的练习作为起床后要做的几项活动之一，做完再去遛狗或洗漱也不迟。你如果能将筋膜瑜伽和日常生活中的某一项活动联系起来，就更容易养成练习的习惯。

请你原谅我们的苛刻，这样做是为了使你的生活更美好，使你更健康。请你想想，如果你的"四心"只能在体内 5% ~ 15% 的组织中发挥作用，会产生怎样的后果——这相当于慢性自杀，你会离死亡越来越近。起初，这种后果并不会明显地显现，但随着时间的推移，问题会越来越严重。

毋庸置疑，你必须花费这些时间。和收益相比，每天的 15 分钟只是很小的投入。

或许你还想听听其他事实，让自己再也找不到任何借口。我们的许多患者和学生告诉我们，每天花费 15 分钟来做练习，不仅对他们的健康产生了积极影响，还让他们每天额外获得至少 45 分钟的自由活动时间。为什么？因为运动使人更加集中注意力，更加专心地做自己所做的事情，从而提高工作效率。你可以将这些自由活动时间用在家庭活动、运动或自己的爱好上。

更重要的是，你会越来越年轻，而非越来越老。为什么会这样？原因很简单：从生物学的角度来讲，你的新陈代谢越快，你就越年轻——不论你的实际年龄是多少岁。做这些练习能使你的身体越来越年轻，最终达到最健康的状态。

练习的三个阶段

掌握了以上信息，你就能坚持做筋膜瑜伽练习了。为了让你坚持下去，你最好劳逸结合。为此我们建议你每周休息1天，每月连续休息3天，每年休息2~4次（每次休息7天）。

你可以终身按照这种频率练习筋膜瑜伽，从而远离疼痛、修复磨损的关节、保持优秀的运动能力并永葆健康，这是大多数人梦寐以求的状态。你可能偶尔在练习时感到不适，甚至受伤。如果不适感较强烈或受伤程度较严重，请你向医疗专业人士咨询，并在必要时接受骨压治疗，然后自行锻炼；你也可以根据《筋膜按摩拉伸疗法》一书中的内容，尝试自己解决问题。

练习筋膜瑜伽是一场终身的修行。你可以根据自己的意愿，从练习开始时或练习一段时间后加入瑜伽练习小组，将筋膜瑜伽分享给你的朋友们，让更多人从筋膜瑜伽中受益。

如上所述，你的计划应该是每周6天练习筋膜瑜伽，每天练习15分钟。你如果加快练习的速度，就可以轻松地在10分钟内甚至5分钟内完整地做一遍大地流练习。所以，即使在这短暂的15分钟里，你仍然有足够的时间根据自身的需求加入其他练习。做完一整套天空流练习需要较长的时间，但15分钟也足够了。你如果想在较短的时间内完成练习，就要用心将动作记熟，这样就可以在10分钟内完成。

下面我们为你介绍练习的流程。通常，你需要花费1~4周的时间将大地流练习的动作熟记于心。不论完成的质量如何，你都需要花费至少几周的时间来记熟整套天空流练习的动作和顺序。你不必逼迫自己在某个时间点前达成目标，只需按照自己的节奏练习，但你每天都要坚持练习——除了休息日。我们夫妻二人通常把周日定为休息日。

练习的第一阶段

• 周一到周六，每天做一次练习。每次做练习时，先做5分钟滚动按摩，再做10分钟大地流练习，直到你熟练掌握大地流练习的所有动作。一般来说，达到这种程度需要坚持练习1~4周。

• 请你认真完成每次5分钟的滚动按摩，争取以6次为一个周期将全身按摩一遍。

练习的第二阶段

• 交替做大地流练习和天空流练习：周一、周三和周五做大地流练习；周二、周四和周六，从天空流练习的 12 项练习中按顺序每天选 1 组来做——第一周做练习 1～3，第二周做练习 4～6，第三周做练习 7～9，第四周做练习 10～12。

• 练习内容：先做滚动按摩 5 分钟，再做天空流练习 10 分钟。这样，你用 4 周的时间就能将天空流练习完整做一遍。

• 在时间允许的情况下，尽量每天多练习 10 分钟。

• 以 4 周为一个周期坚持练习，直到熟练掌握天空流练习的所有动作和顺序。

练习的第三阶段

• 你如果熟练掌握了天空流练习的所有动作，就可以加快练习的节奏：周二做练习 1 和 2，周四做练习 3 和 4……这样两周你就能完整地做一遍天空流练习。

• 如果进展顺利，你可以继续加快练习的节奏：周二做练习 1～4，周四做练习 5～8，周六做练习 9～12，这样的话，你一周就可以完整地做一遍天空流练习。

• 继续加快练习的节奏，直到你能够花 10～15 分钟做完一整套天空流练习。

• 由于做天空流练习比做大地流练习所需的时间长，所以你在周二、周四、周六这 3 天只需做天空流练习，不需要做滚动按摩。

• 你可以将滚动按摩和每天要做的练习完全分开，比如在晚上看电视时或与家人聊天时做滚动按摩。

在 72 小时内开始行动

既然你已经决定练习筋膜瑜伽，并且知道该从哪里入手，那就在 72 小时内开始行动吧。

"72 小时法则"已经被研究得相当透彻，也完全符合我们的认知。这个法则很简单：你如果在制定计划后的 72 小时内不执行，那你最终执行这个计划的可能性几乎为零。

换句话说，在你看这本书，从理论上熟悉了筋膜瑜伽后，就应当立即制定计划并执行。你可以在日历上用粗大的字体写下开始行动的时间，最晚不能超过 72 小时。

滚动按摩——为练习瑜伽做准备

滚动按摩已经成为流行运动。我们非常激动，因为我们知道这种按摩能为患者和所有想改善健康状况的人带来益处。然而，经常利用按摩对身体施加压力不符合基因的设定。你原本不需要通过滚动按摩保持健康，你如果做了高质量的运动，就不需要这些"补救措施"。滚动按摩如果符合基因的设定，是你保持健康的必要条件，那你出生时就自带一根滚轴了。

只有高质量的运动能使我们的筋膜保持健康，或在筋膜不健康的时候使其恢复健康。根据基因的设定，运动能够影响人体的生理过程，为人体提供能量。我们在前文中对此做了详细的介绍。

尽管如此，你还是要利用滚动按摩的益处，当然也要避免其可能存在的危害。因此，我们会为你介绍滚动按摩过程中身体发生的具体变化。

在此之前，我们需要回顾一下筋膜的相关内容。筋膜是如何形成的，又是如何保持其结构的？前面我们提到，成纤维细胞是筋膜网络的"构建者"，它们编织纤维，拉紧纤维，清除多余的纤维，从而改变筋膜的结构。如果你饮食结构合理，生活环境良好，心理健康，你体内的筋膜就富有弹性、易滑动，并具有健康的网状结构。根据你的运动情况，身体会承受不同程度的负荷的刺激，这些负荷是筋膜网络的"工程师"，成纤维细胞根据负荷的刺激来工作。

此外，现在的科研水平足以使我们了解成纤维细胞"编织"纤维的原理。成纤维细胞有极细的纤毛，能够感知组织液的流动。根据组织液的流速，这些纤毛会或多或少地被压弯。如果组织液流速较快，纤毛的弯曲程度就会增高，纤维就能活跃地"编织"纤维；如果组织液流速较慢，纤毛的弯曲程度就会降低，甚至断裂。我们知道，如果组织液不流动，纤维就会纠缠在一起，筋膜也就会粘连。有研究结果表明，不合理的饮食结构、令人紧张的生活环境以及心理压力过大等间接因素会对筋膜结构造成各种不良影响。

筋膜需要水分

对身体来说，最重要的是使筋膜尽可能地保持较大的含水量。筋膜含水量越大，就越不容易变硬、变脆，人的新陈代谢的速度也就越快。人们可能错误地认为筋膜变硬、变脆的程度和年龄有关——随着年龄的增长，筋膜水分流失是自然而然的事。你可以通过做滚动按摩为筋膜提供水分吗？不，当然不能，你必须通过构建合理的饮食结构和大量饮水来实现这一目标。然而，做滚动按摩能帮助筋膜将细胞的代谢废物排出，并促进人体内现存水分的流动。这对身体是有好处的。我们认为，细胞外液中有过多的沉积物，导致细胞外液呈酸性。你如果让这些"堵塞、腐烂、发霉"的地方——对不起，请原谅我们的用词，但我们希望你提高警惕——活动起来，真正促进新陈代谢，你就已经向前迈出了一大步。滚动按摩的另一个作用是将体内的水分从较湿润的部位转移到较干燥的部位。总之，做滚动按摩是为了使身体的新陈代谢尽可能地发挥作用。

> 只有一位"工程师"——当事人的身体负荷——知道如何改善筋膜结构。
>
> 怎样才能使筋膜中的水分以最佳的方式流动起来？你需要正确的技术和辅助工具。

滚动按摩的目的

你要根据自身需求确定目标——拥有健康、灵活且为网状的筋膜；筋膜有良好的吸水性，含大量水分；筋膜富有弹性等等。

滚动按摩的局限性

你能通过滚动按摩来维持筋膜的网状结构吗？答案是否定的，而且这种尝试充满风险。毕竟没有人能够决定到底该用哪种硬度、哪种形状的滚轴，按摩时应该用多大的力，朝着哪个方向用力，才能保持筋膜健康。我们经常看到滚轴生产厂家宣传他们的产品能使筋膜的结构得到改善。但很抱歉，我们认为这种说法没有依据。

我们认为，只有一位"工程师"——当事人的身体负荷——知道如何改善筋膜的结构。

你如果想改善筋膜结构。就必须尽可能地按照"工程师"的设计充分地活动关节。同样的道理适用于手法治疗方法，手法治疗方法医师普遍认为通过外部操作可以永久性纠正骨骼的位置或恢复肌肉、筋膜的张力，然而我们认为这是不可能的。一方面，没有人比患者的身体更清楚什么适合自身；另一方面，很明显，身体迟早会恢复它原本长期保持的状态，筋膜的强度、柔韧性、弹性和结构也是如此。恕我们直言，没有任何外部干预能永久地解决问题。相反，这些外部干预甚至可能使情况变得更糟糕。

滚动按摩的辅助工具

多年以来，我们一直关注市场上出现的适用于做滚动按摩的滚轴，并且从我们的患者和学生那里收集了许多评价。很多患者都觉得常规的滚轴对他们来说质地太硬，让他们痛得根本无法继续做按摩；一些老年人说，常规的滚轴没办法按摩到某些部位；还有人问我们"使用质地较硬的滚轴做按摩是否会导致身体受伤"。总而言之，运动员似乎能够和常规的滚轴很好地磨合，但年纪较大的人或运动能力较差的人不应使用常规的滚轴，特别是在使用者的身体已经出现疼痛的情况下。

因此，你应该根据自身的情况选择合适的滚轴。

做滚动按摩时，你应该选择什么样的滚轴和按摩球？你应选择质地比较柔软的按摩球和中间有凹槽的滚轴。

很多人身上都有疼痛、敏感的部位，因此他们选择的辅助工具必须质地柔软。他们如果使用质地较硬的辅助工具，就无法顺利地按摩。即使他们身上只有一块骨头轻微突出，该部位也无法承受滚动按摩带来的压力。但是，如果辅助工具柔软、有弹性，与疼痛部位接触时就会自动凹陷，同时不会减弱周围部位的按摩效果。

使用质地柔软、中间有凹槽的滚轴能保证按摩时产生的力深入脊柱、小腿、大腿前侧及大腿外侧等敏感部位的骨骼、肌肉和筋膜等组织。

做滚动按摩应使用合适的辅助工具。辅助工具包括一个滚轴和一个椭圆按摩球，借助它们，你可以更好、更快地实现做筋膜瑜伽的目标。使用这套辅助工具，你能够在较短的时间内按摩较多的部位，从而更快地改善整体健康状况。

使用质地较硬的滚轴会损害健康吗？

有人指出，使用质地较硬的滚轴来做滚动按摩会导致身体出现大面积淤青，血液淤积在深静脉的静脉瓣功能不全的部位，易导致静脉迂曲、扩张，从而引起静脉曲张。我们无法评估使用质地较硬的滚轴是否会对这些部位造成明显的伤害，但我们认为，如果身体受到一定程度的损害，你在做滚动按摩时就要非常小心。你如果不想在按摩时避开受伤的部位，就必须使用质地较软的滚轴，并且无论如何都要顺着血液的回流方向做滚动按摩。此外，你即使没有通过做高质量的运动给予成纤维细胞指令，也能够通过做滚动按摩来刺激成纤维细胞产生胶原蛋白。众所周知，做高强度的竞技类运动往往容易导致关节损伤，而这一问题尚未得到解决。因此我们认为，在不结合特殊体能训练的情况下，使用质地较硬的滚轴快速做滚动按摩，极易对身体造成伤害。

滚轴的两端应有起稳定作用的凹槽，中间也应有凹槽，该滚轴应比常规的滚轴直径小 2.5 cm 左右，长度与你的背部和双腿宽度相同。当滚轴往某个方向施加力时，筋膜中的液体向前移动的方向与滚轴滚动的方向成小于 90° 的夹角。椭圆按摩球滚动时产生的力能将筋膜中的液体朝多个方向推开。得益于这些特性，这两件辅助工具可以完美地互补。

滚动按摩的原理

为了使筋膜中的液体充分流动，你在做滚动按摩时必须尽可能地用力。重要的是，按摩的时间要足够长，不能草草了事。你在做滚动按摩时，速度要非常慢，而且尽量不要降低力度，否则液体可能回流。这种速度极慢的滚动按摩能保证成纤维细胞的纤毛因被流动的液体轻微触碰而处于轻微弯曲状态，从而刺激成纤维细胞清除筋膜中多余的纤维。这样一来，纠缠在一起的纤维有很大概率被分开，从而使筋膜粘连的问题得以解决。

你不必担心自己的筋膜变得过于脆弱或其结构过于松散，因为成纤维细胞会不断从你的运动中接收新的工作指令。这带来了一个巨大的益处：当你做完滚动按摩，开始做大地流练习和天空流练习时，退化、粘连的筋膜会变得柔韧、

富有弹性。

虽然人类的基因并不适应这种滚动按摩，但从研究结果来看，慢速的滚动按摩不会对人体造成损害。并且，你如果在做大地流练习和天空流练习时搭配滚动按摩，就能使筋膜保持湿润、结构不断得到改善。

慢速滚动按摩能使身心舒适，而快速滚动按摩的效果完全不同，它能使人充满斗志，这也是一些运动员在比赛前做快速滚动按摩的原因。然而，快速滚动按摩会导致身体大量分泌非结构蛋白。我们一直在思考如何解决这个问题。你必须防止体内的非结构蛋白在"工程师"没有向成纤维细胞发出指令的情况下大量分泌，因为这就好比把建筑材料送到工地上，但谁也不知道该把它们放在哪里。你如果经常做快速的滚动按摩，而且经常比较用力地朝各个方向按摩，就应该重新制定运动计划了。我们认为你

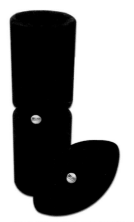

滚动按摩辅助工具两件套

应该顺着肌纤维的方向做滚动按摩，并且在做完按摩后尽快做大地流练习和天空流练习。这样一来，你体内的非结构蛋白就能根据"施工方案"分泌了。

你如果想促进淋巴液循环，就朝着淋巴液的循环方向慢速滚动滚轴。不过，由于大部分代谢废物都被送入静脉，只有一小部分进入淋巴管，所以这样做并不是必要的。我们认为，为了按摩到更多的部位而改变按摩的方向才有意义。使用椭圆按摩球能同时施加纵向和横向的力，充分发挥滚动按摩的效果。

慢速的滚动按摩能使身心舒适，使筋膜不再粘连并得到滋养。快速的滚动按摩能刺激胶原蛋白的产生，但也可能导致非结构蛋白分泌过量。快速的滚动按摩应只与高质量的运动同一天进行。

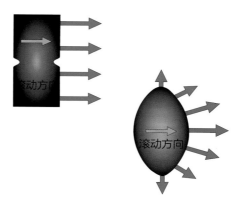

不同的辅助工具产生力的角度不同

滚动按摩技法总结

方向

通常，你在做滚动按摩时，总是沿着筋膜经线的走向和淋巴系统的循环方向滚动滚轴或按摩球，大致就是将滚轴和按摩球从身体的各个部位滚动至肋骨的上部。其实，你应该经常改变方向，甚至调转方向。与每次只沿着一个方向滚动按摩相比，这样能使身体的每个部位都充分地得到按压。

速度

请以非常缓慢的速度按摩身体的各个部位。你可以想象自己在用擀面杖将海绵中的浓稠液体挤压出来，这样就能准确地把握按摩的速度。因为组织液需要一定时间才能通过结构紧密的筋膜网络，所以滚轴的滚动速度不能太快，否则不能有效促进组织液流动。

力度

自始至终应保持较大的按摩力度：根据我们的疼痛程度等级表，按摩时你的疼痛程度应接近 10 级。你如果之前使用的是质地较硬的滚轴，那么现在请你使用质地较柔软的滚轴，这能使按摩的效果更好。你在按摩时要尽量用力，将疼痛程度保持在 8 级以上。不过，由于有些部位对疼痛不那么敏感，所以按摩这些部位时产生的疼痛难以达到 8 级。但你无须担心，因为这不会影响整体的按摩效果。

工具

你应当使用滚轴还是按摩球，取决于你按摩的部位。

松解全身四大筋膜线

下面，我们将为你介绍滚动按摩的 4 条路线。当然，你可以只按摩身体的几个部位。你只需遵循我们提到的基本规则，可以在按摩时尽情发挥想象力。

按摩路线 1：从跟腱到颈后部

在正式按摩前将滚轴放在足底，从脚趾滚动按摩到足跟。

仰卧在瑜伽垫上，将滚轴置于双腿跟腱下方，然后使滚轴慢慢向腘窝滚动。与此同时，将臀部抬离地面。

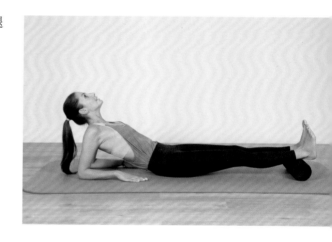

如果跟腱较为敏感，或者你想要保护跟腱，可以每次只按摩一条腿。注意，跟腱要卡在滚轴中间的凹槽里。

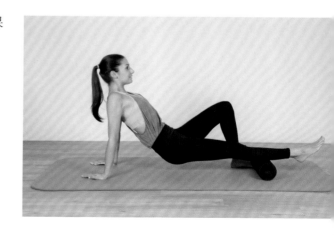

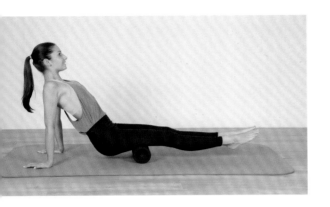

使滚轴从腘窝缓慢滚动至臀部。

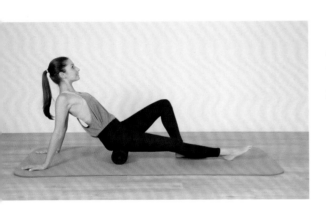

即使每次只按摩一条腿，也应当从腘窝滚动按摩至臀部。使滚轴位于尾椎下方，即脊柱尾端下方，使尾椎卡在凹槽里。

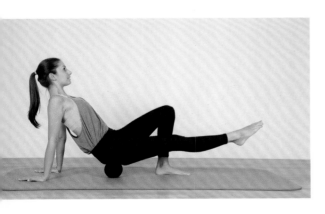

使用按摩球从多个角度用力按摩臀部，以便充分按摩臀部所有敏感区域。

使滚轴从臀部滚动至髂嵴。

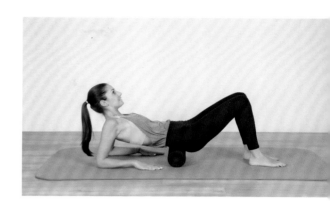

使滚轴沿着背部向上滚动，先按摩腰椎，再按摩胸椎。注意，手臂不要妨碍滚轴滚动。可以试着向前伸展手臂，背部稍稍弓起。

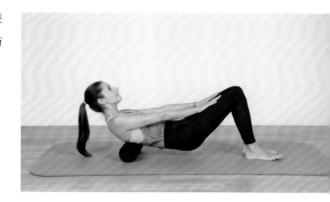

将椭圆按摩球放在腰部下方，缓慢地从不同的角度按摩腰部，以便按摩到腰部更多的区域。

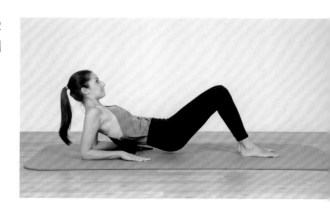

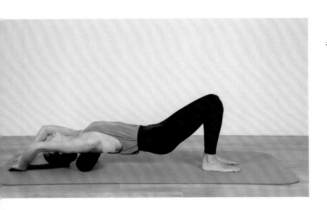

手臂向头顶伸展，使滚轴按摩到上背部的所有区域。

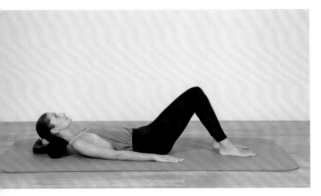

将滚轴从胸椎滚动到颈椎时要格外小心，在此过程中身体要保持稳定。这样你就能从容地保持按摩的力度，而不会感到不适。

你可以改变按摩的方向，从颈椎向胸椎滚动滚轴。

你可以靠在墙壁上按摩，这样能够更好地将力度控制在合适的范围内。

按摩路线 2：从小腿前侧到胸骨上端

俯卧在瑜伽垫上。将滚轴置于一条腿的小腿下方，使胫骨卡在凹槽里，然后使滚轴慢慢向大腿方向滚动。滚动至膝盖时，请放慢速度。为了节省时间，可以同时按摩两条腿。因为滚轴足够柔软，所以骨骼不会承受太大的压力。

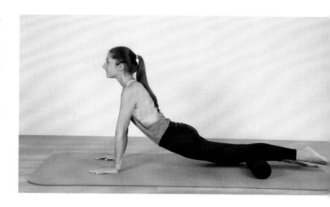

使滚轴滚动至大腿。请注意，非常敏感的股骨应始终卡在滚轴的凹槽里。如果同时按摩两条腿，可以将腹部或膝盖贴在地面上以减小身体承受的压力。

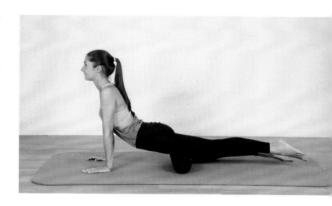

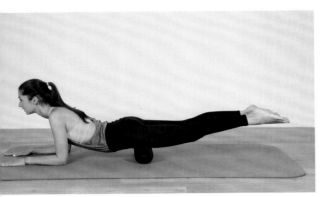

使滚轴经过腹股沟和腹部，滚动至胸骨上端，在快滚动到颈部时停止。女性在按摩乳房时要非常小心，必要时请越过乳房，继续按摩其他部位。

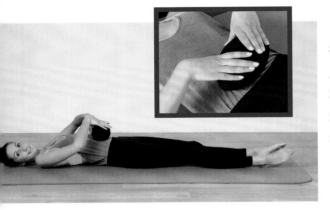

此外，可以仰卧在瑜伽垫上，使用按摩球按摩腹部。尽量用力，使疼痛程度接近 10 级，并不断改变按摩的方向。在改变按摩方向的过程中，力度不变。利用椭圆按摩球的尖端能按摩到原本无法按摩到的部位。

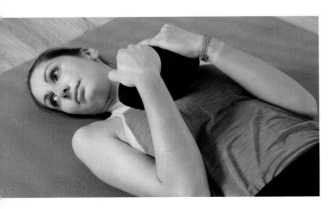

用椭圆按摩球用力按摩胸骨上部，尽可能地按摩敏感的区域。

按摩路线 3：从脚踝外侧到太阳穴

　　按图片所示侧身坐在瑜伽垫上，将滚轴放在脚踝外侧下方，使其向膝盖方向滚动。

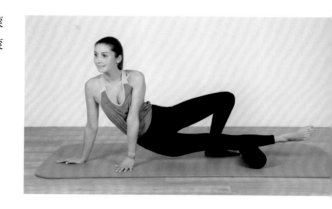

　　使滚轴经过膝盖，向臀部滚动。请注意，股骨应始终卡在滚轴的凹槽里，这一点非常重要，因为股骨非常敏感。接下来，小心地滚动滚轴，以十分缓慢的速度按摩髋部。

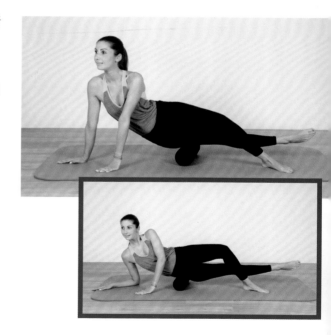

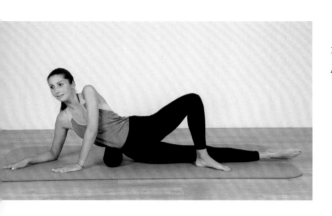

滚轴滚动至髋部上缘时，将大腿贴在瑜伽垫上，使滚轴继续朝腋窝方向缓慢地滚动。

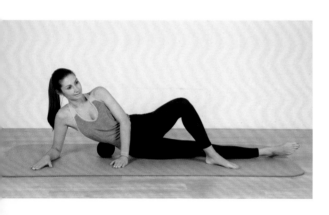

将按摩球置于腰部下方，滚动按摩腰部外侧。

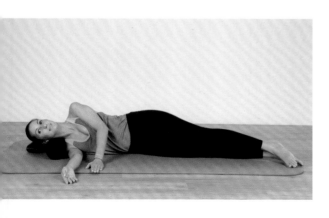

按摩头部和颈部时，使滚轴从太阳穴往双脚方向缓慢地滚动。

按摩路线 4：从脚踝内侧到腹股沟

　　按图片所示侧身坐在瑜伽垫上，将滚轴置于脚踝内侧下方，使其沿着小腿内侧滚动至大腿内侧。

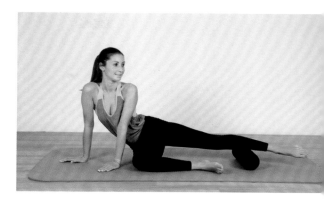

　　根据身体的柔韧性调整坐姿，以便滚轴沿着大腿内侧向腹股沟滚动。

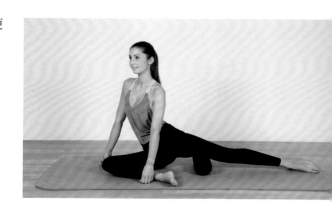

　　如果无法以上方两张图中的姿势滚动滚轴，可以用手推滚轴或按摩球。按摩时请尽可能地将疼痛程度保持在近 10 级，且必须控制好手中的工具。在按摩过程中不要减小力度。

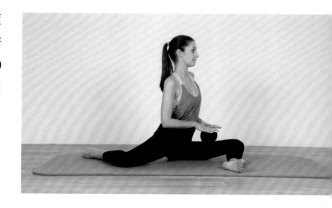

大地流练习须知

如前文所述，我们在设计筋膜瑜伽时，非常重视其有效性和易操作性，因此我们借鉴了亚洲人的运动习惯，把许多单独的动作结合起来，形成完整、牢固、紧密相连的动作序列，以使你更容易记住这些动作。这是罗兰通过习武得到的经验，罗兰将这个运动习惯融入了血肉，更准确地说是融入了肌肉和筋膜。我们将练习的动作整合成完整的动作序列，意味着你不必刻意去记单独的动作，只需记住整个动作序列。每次做完这个动作序列，就完成了一次练习。你只需尝试一下就能明白，任何动作都不会被遗漏。

这能使练习事半功倍。一方面，做一定数量的练习变得更容易了；另一方面，由多个动作组成的完整的动作序列就和我们在日常生活中做的运动差不多。

所以，通过做大地流练习，你的整个身体都能得到锻炼，所有疼痛最终都会被消除，而你每天只需花 15 分钟左右。

请你每周选择 6 天，每天练习 15 分钟筋膜瑜伽，每周休息 1 天。以这样的频率练习筋膜瑜伽，能使筋膜更快地形成网状结构。

我们希望你不断交替做大地流练习和天空流练习，这样即使练习的频率较高，你的身体也有足够的时间构建筋膜的网状结构。

练习原理

为了健康，你应严格按照书中的指示练习。随着练习时间的增加，你的关节活动度会不断增大，你就能逐渐实现消除疼痛的目标。

为什么我们要严格规定练习的动作？原因非常简单：我们说过，你最好尽可能地按照基因的设定来运动。我们对"休养生息"之类的运动原则持完全否定态度。我们知道，有疼痛的患者（以及没有疼痛的患者）运动时不会充分活动某些关节，因为不做会导致疼痛的动作和使身体受到较大压力的动作是人的本能。

所以，我们如果只将练习的方法粗略地介绍给没有丰富的运动经验的人，而不详细解释操作细节，他们在练习时就极有可能避开疼痛的部位。这会导致他们不仅无法通过练习来消除疼痛，而且疼痛会越来越严重。这就是为什么我们从一开始就非常严格地规定了练习的动作。疼痛会"欺骗"身体，使人练习时避开疼痛的部位。

如果你练习时避开这些部位，那你消除疼痛的过程就会变得相当漫长，甚至无法实现消除疼痛的目标。

大地流练习与地面关系密切。你在瑜伽垫上做大地流练习时，地面能对你的身体产生反作用力。由于大多数人多年以来运动模式单一，他们的筋膜粘连、缩短且僵硬，会在他们运动时产生巨大的阻力。而有了来自地面的反作用力，人体内部就能产生更大的拉力，从而对抗因筋膜粘连、缩短且僵硬而产生的巨大阻力。同时，你可以利用反作用力使身体内部充满力量。

你能通过做大地流练习扩大关节活动度。大多数人，尤其是老年人在日常生活中几乎不会躺或坐在地面上做动作。

大地流练习是由多个能消除疼痛的治疗性拉伸动作从易到难串联起来的。针对瓶颈区域做拉伸运动能使你的运动质量恢复到正常水平。虽然这种水平依然不理想，关节活动依然会因疼痛而受到限制，但通过做高质量的运动，你的关节活动度能逐渐从 5% ~ 10% 扩大到 50% 左右。当然，数值仅供参考。

因此，做大地流练习的主要目的是利用地面的反作用力，高效、快速地扩大关节活动度。毕竟，扩大所有关节的活动度是人的运动质量恢复到正常水平的前提。

大地流练习为你提供了高质量运动的模板，你只需尽可能地保证动作标准。

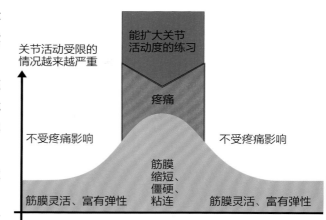

练习初期，你可能每天需要花超过 15 分钟的时间来做这些练习。你如果很少或从未做过类似的练习，而且体内的筋膜相当僵硬，那你可能在练习初期丧失信心，并且怀疑自己根本无法做某些动作。但你如果做过类似的练习，那么做这些练习对你来说非常容易，而且你会发现自己只有个别部位筋膜的结构需要改善。不论你的情况更接近以上哪种，你都要尽力而为。做大地流练习时，你的筋膜、肌肉、大脑以及体内其他所有具有生理功能的组织都会做出反应。你可以将大地流练习作为基础，根据自身需求增加练习的内容。

注意事项

在练习时，请你务必放缓动作，时刻保持专注，这样才能使疼痛程度保持在 8~10 级。这时你能够轻松地呼吸，不必绷

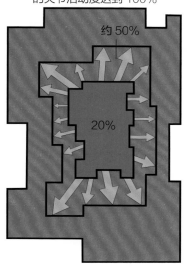

做大地流练习的目的是使你的关节活动度达到 100%

约 50%

20%

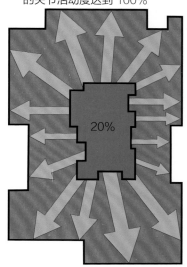

做天空流练习的目的是使你的关节活动度达到 100%

20%

　　我们认为，你如果可以通过做大地流练习和天空流练习将关节活动度扩大到 50%，你的健康状态就非常乐观了。我们由衷地希望你通过坚持做这些练习并养成良好的习惯来将自己的关节活动度扩大到 100%。

紧身体和精神就能忍受拉伸带来的疼痛。

　　你如果患有疾病，或有关节磨损、受伤、接受过手术等情况，无法确定大地流练习是否适合你，就请向医生或物理治疗师（最好是接受过 L&B 疗法培训的医生或物理治疗师）咨询。请你和医生或物理治疗师一同探讨哪种治疗方案最适合你，并付诸行动。

　　请你用心体会身体的感受，逐渐提高拉伸的强度，感受拉伸时的疼痛。你需要更多地了解疼痛程度为 8~10 级时身体的感受，因为保持这个程度的疼痛对练习来说至关重要。不过你要保证自己

的安全。你可以慢慢使疼痛程度从 8 级提高到 9 级，然后继续朝 9.5 级努力。请你确保拉伸带来的疼痛程度始终处于 10 级以下，以保证即使你做错动作，身体也不会因此受到伤害。如果做某个动作使你感到不适，请你不要勉强自己。你在拉伸时，如果身体多个部位感到疼痛，那么你的最大练习强度取决于痛感最强的部位的情况。

　　做大地流练习时，你必须始终保持呼吸平缓。请你务必在拉伸时小心、谨慎，以免动作过快、过急，你应慢慢提高练习的强度，使疼痛程度逐渐高于 8 级

并接近 10 级，以获得最佳的练习效果。你可以根据自身情况决定做每个动作所需的时间。通常，一个动作的难度越高，做这个动作所需的时间就越长。

练习小贴士

你在初学阶段，完整地做一遍大地流练习可能要花很长的时间，这是你刚刚接触新事物的缘故，你需要花几周的时间才能熟悉整套练习。你如果能记熟这套练习的动作，15 分钟就足以完成练习——你如果能将大地流练习中的动作与滚动按摩中的动作结合起来，甚至能在 10 分钟或更短的时间内完成练习。

每次正式做练习前，请你先花一点儿时间尝试接下来要做的每个动作，以提高正式练习的效率。当你积累了更丰富的经验时，可以有选择地增加在某些动作上停留的时间，并减少在另一些动作上停留的时间。你不必过分在意练习时产生的紧绷感或疼痛感，你可以根据自己的情况将大地流练习中的所有动作分解成几个部分，从而减轻大脑的负担。这样一来，你就能更轻松地完成大地流练习。

不论你通过哪种方式做大地流练习，都能在几周后熟练掌握大地流练习的内容。而且，其中很大一部分动作都存在于肌肉记忆中，即使你没有主动思考，也能做出下一个动作。

做大地流练习能为重塑健康的身体奠定良好的基础，使你的生活焕然一新。

你也许已经迫不及待地想要开始练习了，不要着急，请你在做大地流练习前耐心浏览相关图片。请你逐一翻阅图片，以轻松的心态阅读练习指南，想象自己正在做练习。虽然这样的练习只在大脑中进行，但我们在前文中说过，运动是在大脑中产生的。你在看图时，你的大脑就进入了"练习"状态，并开始按照图示编写相应的运动程序。所以，请你放松，坐在沙发上浏览图片，让大脑充分发挥作用吧。

大地流练习实操方案

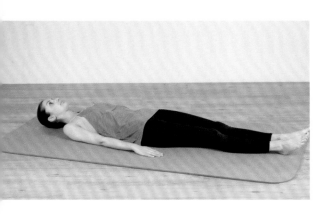

平躺在瑜伽垫上，放松身心，与地面建立联系。认真体会身体的感受，进入完全松弛的状态。

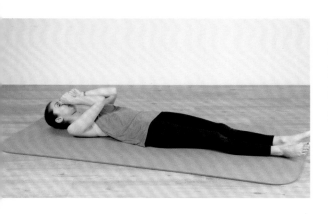

用食指和大拇指轻轻按摩眼部肌肉。按摩时指甲在外侧，仅用柔软的指腹接触眼部皮肤。按摩时务必小心谨慎，并闭上眼睛以保护眼球。在按压眼睛时必须控制力度。

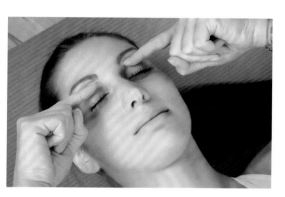

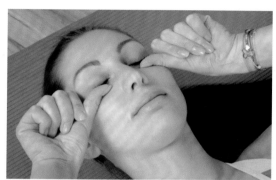

闭上眼睛，食指放在上睑处，用食指指尖小心地帮助眼球朝 6 点钟方向转动。

闭上眼睛，拇指放在下睑处，用拇指指尖小心帮助眼球朝 12 点钟方向转动。

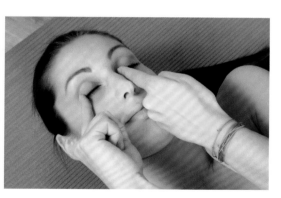

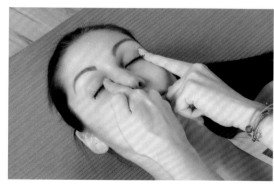

闭上眼睛，双手食指分别放在双眼右侧，用食指指尖小心地帮助眼球朝 9 点钟方向转动。

闭上眼睛，双手食指分别放在双眼左侧，用食指指尖小心地帮助眼球朝 3 点钟方向转动。

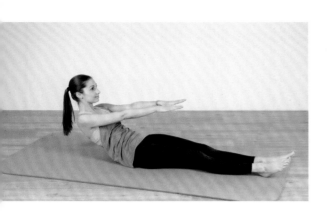

头部在不借助外力的情况下抬离瑜伽垫，然后依次抬起上背部、中背部和下背部，直到上半身离开瑜伽垫。

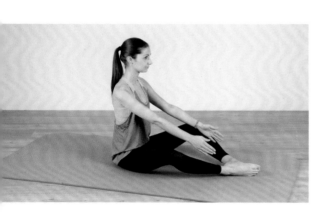

尽可能地挺直上半身，然后膝关节向外展开，腿部屈曲 90°~120°。

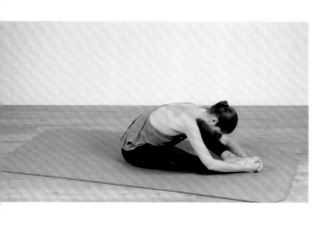

上半身向前倾，直到双手抓住脚趾。然后双脚向前伸，同时上半身缓慢地往下压，直到腹股沟、臀部和腰部有拉伸感。

一只手松开脚趾，然后放在头顶，将头部向下压，直到颈部有拉伸感。

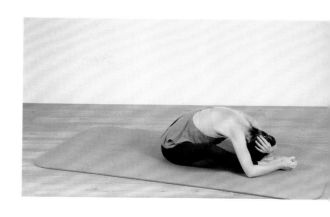

再次挺直上半身，使腰椎、胸椎、颈椎尽可能地成一条直线。

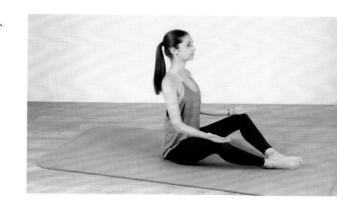

下巴向右上方旋转45°，右手握拳，右臂屈曲，右肩自然下垂。左手越过头顶，手指放在右耳上方，然后将头部拉向左肘，同时下巴向颈部伸，直到颈部右后部有拉伸感。

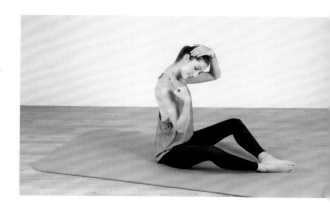

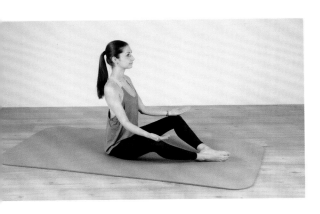

松开双手，平视前方，上半身挺直
并与地面成 90°。双手手掌向上，放在膝
盖上。

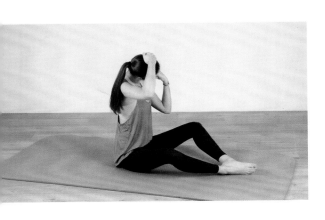

下巴向左上方旋转 45°，左手握拳，
左臂屈曲，左肩自然下垂。右手越过头顶，
手指放在左耳上方，然后将头部拉向右
肘，同时下巴向颈部伸，直到颈部左后
部有拉伸感。

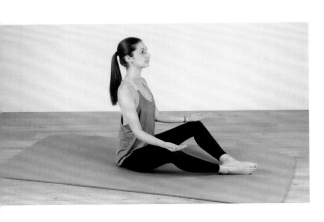

松开双手，再次平视前方，上半身
挺直并与地面成 90°。双手手掌向上，放
在膝盖上。

双臂向后伸，双手放在瑜伽垫上，距离略宽于肩。如有必要，抓住瑜伽垫的上缘以固定双手的位置。胸廓扩张，臀部抬离瑜伽垫并尽可能地向前移，直到肩部有拉伸感。

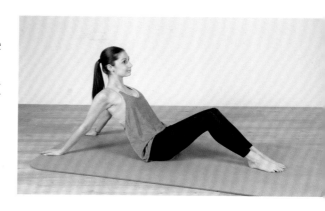

双腿抬起，向斜上方伸。身体重心前移，直到双手离开瑜伽垫且身体保持平衡。

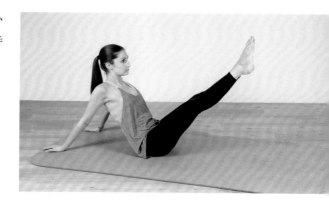

上半身挺直，使腰椎、胸椎、颈椎尽可能地成一条直线。双臂放松，双手手掌向下，放在双膝上。

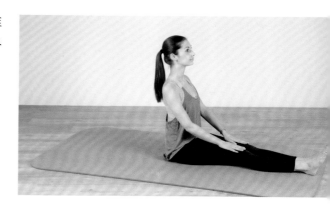

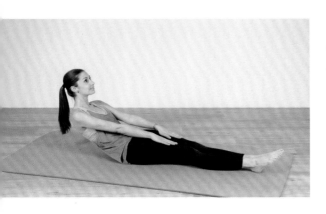

上半身向后仰，首先下背部接触瑜伽垫，然后中背部和上背部依次接触瑜伽垫，最后头部接触瑜伽垫。

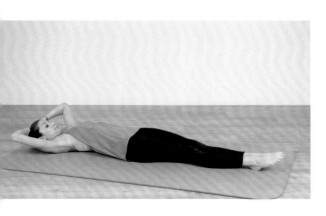

双手交叉，放在脑后，脊柱尽可能地伸直。

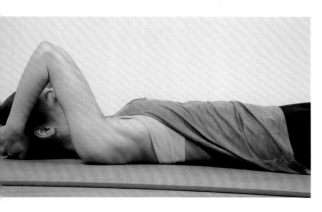

下巴向颈部伸，颈椎尽可能地靠近瑜伽垫，保持这个姿势，同时腰椎尽可能地靠近瑜伽垫。

头部、上背部、中背部、下背部依次抬离瑜伽垫。左腿伸直，右腿屈曲，右手握住右脚，左手握住左脚。如果做不到，就用左手握住右脚。

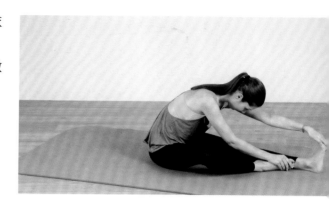

上半身向前倾，左腿保持伸直状态，直到左腘窝、左腿后部、臀部、腹股沟和背部有拉伸感。

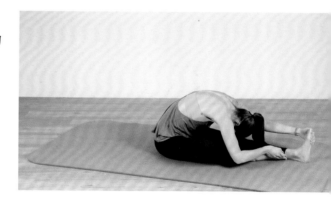

上半身放松，右腿伸直，左腿屈曲，左手握住左脚，右手握住右脚。如果做不到，就用右手握住左脚。

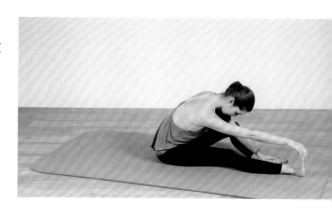

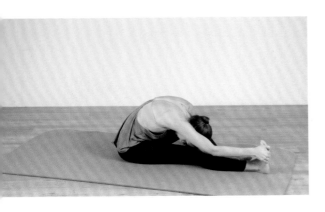

上半身向前倾，右腿保持伸直状态，直到右腘窝、右腿后部、臀部、腹股沟和背部有拉伸感。

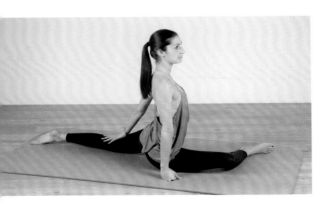

上半身挺直。右腿在前，屈曲 90°。左腿向后伸，左脚脚背向下。

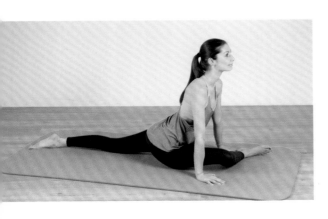

上半身放松，双手手掌着地，臀部抬离地面，使骨盆与地面平行并随重力自然下垂，直到右大腿后部、臀部、腹股沟和背部有拉伸感。

上半身挺直。左腿在前，屈曲 90°。右腿向后伸，右脚脚背向下。

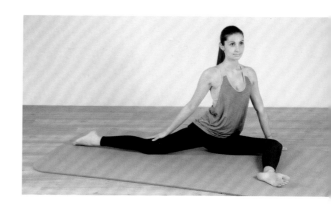

上半身放松，双手手掌着地，臀部抬离地面，使骨盆与地面平行并随重力自然下垂，直到左大腿后部、臀部、腹股沟和背部有拉伸感。

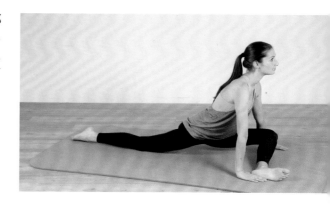

身体成四足跪姿，双臂外翻，双手手指指向膝关节。臀部向后伸，直到腕关节有拉伸感。

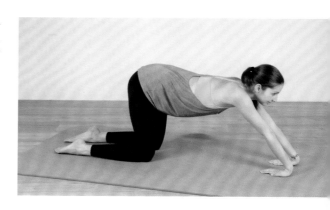

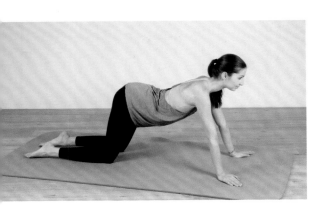

身体放松，回到四足跪姿，双手略宽于肩，双手手指向外旋转45°。

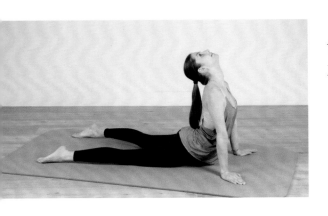

回到四足跪姿，臀部向下压，双腿前部与瑜伽垫贴合，上半身向后屈曲，直到腹部、背部和腹股沟有拉伸感。

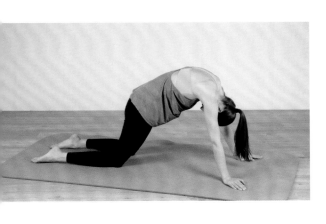

大腿抬离瑜伽垫，回到四足跪姿，背部和肩部向上抬，鼻尖向胸部伸。

回到四足跪姿，腹部向下压，头部向后伸。

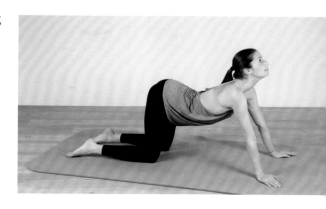

手臂向前伸，大腿与地面垂直，胸部向下压，直到肩部和手臂有拉伸感。在此过程中，应尽力伸直手臂，双手的大拇指应相互触碰。

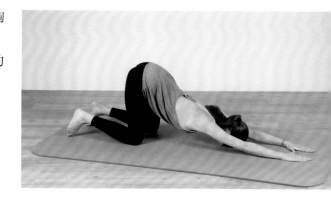

双腿伸直，以前臂、肘部和脚趾支撑身体，尽可能地使背部和双腿成一条直线。

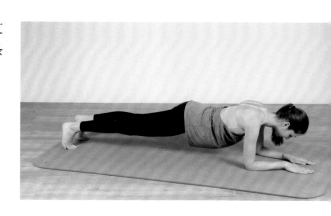

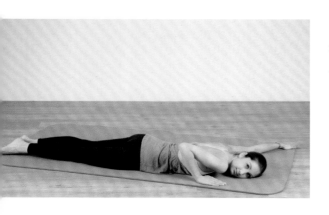

俯卧在瑜伽垫右半部分，右臂屈曲，右手手掌向下放在右肩旁，左臂伸直，平放于瑜伽垫上，与头部成 45° 角。

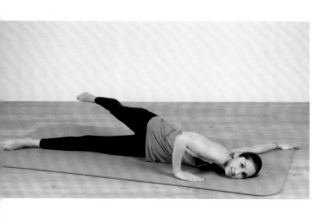

右腿抬离瑜伽垫并向身体后部伸，带动臀部和上半身，直到左肩和左臂有拉伸感。

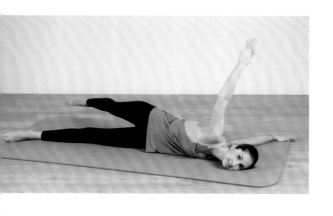

右臂伸直并伸向左臂。

俯卧在瑜伽垫左半部分，左臂屈曲，左手手掌向下放在左肩旁，右臂伸直，平放于瑜伽垫上，与头部成 45° 角。

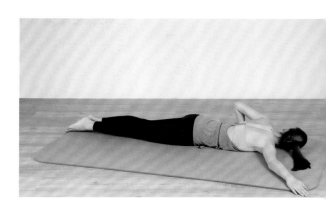

左腿抬离瑜伽垫并向身体后部伸，带动臀部和上半身，直到右肩和右臂有拉伸感。

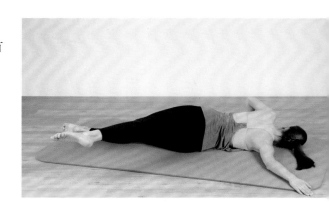

左臂伸直并伸向右臂。

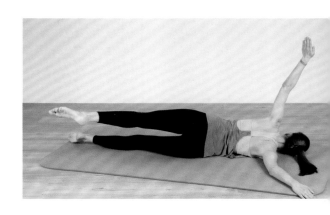

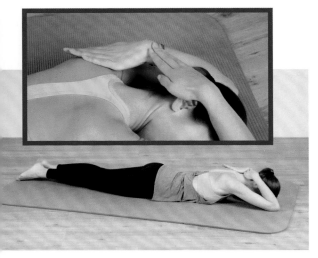

俯卧在瑜伽垫中间。左臂屈曲至左手放在左肩上，右臂屈曲，用右手指尖按压左手腕，同时尽可能地压低左侧腋窝，直到左肩有拉伸感。

注意：一定要用右手的指尖按压左手腕。

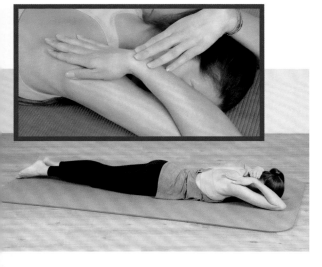

俯卧在瑜伽垫中间。右臂屈曲至右手放在右肩上，左臂屈曲，用左手指尖按压右手腕，同时尽可能地压低右侧腋窝，直到右肩有拉伸感。

注意：一定要用左手的指尖按压右手腕。

俯卧，左手抓住左脚脚背，右手抓住左脚脚趾，将左脚拉向左臀。腹股沟尽可能地向下压，用力将左脚脚跟拉至左臀，直到左大腿前部、腹股沟和背部有拉伸感。

为了提高拉伸强度，可以将额头抵在瑜伽垫上。

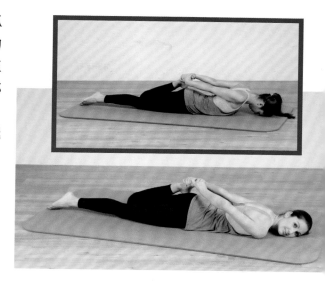

俯卧，右手抓住右脚脚背，左手抓住右脚脚趾，将右脚拉向右臀。腹股沟尽可能地向下压，用力将右脚脚跟拉至右臀，直到右大腿前部、腹股沟和背部有拉伸感。

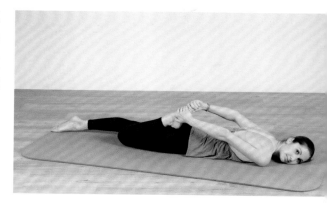

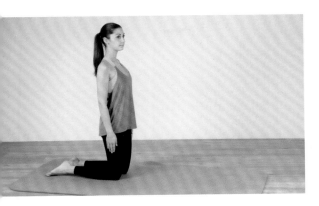

跪在瑜伽垫上，大腿和上半身成一条直线并与地面垂直，双臂自然下垂，深吸一口气。

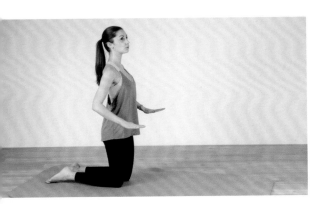

缓慢呼气，同时收腹以便呼出肺中更多的空气。双臂屈曲，双手手掌向下。

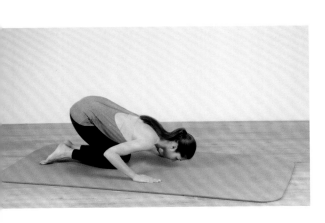

在保持身体稳定的前提下快速俯身，以便呼出更多空气。俯身时双手手掌与瑜伽垫贴合。

回到跪姿，大腿和上半身成一条直线并与地面垂直，双臂微微屈曲，深吸一口气。

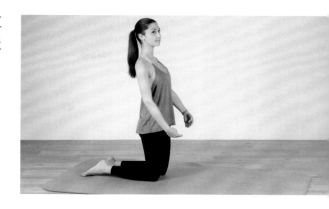

在吸气过程中，双臂慢慢向上抬。吸气完成时，双臂向上伸直，双手手掌向上。在做该动作的过程中，腹部尽可能地膨胀，以便吸入更多空气。

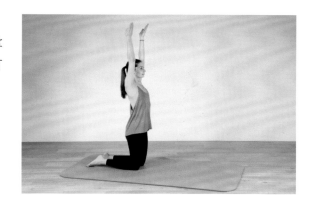

缓缓呼气，双臂逐渐放低，双手手掌向下。

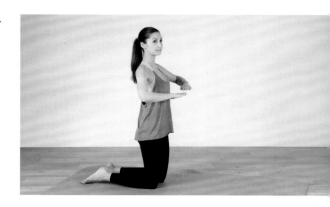

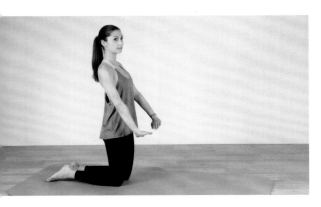

继续呼气。当呼气到达极限时，双臂向前下方伸，双手手掌向下。完整地呼吸 4 次。呼气时尽可能地收腹，吸气时腹部尽可能地膨胀，以便更充分地完成呼吸练习。

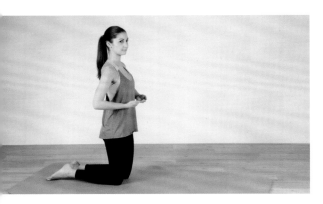

呼气，然后用力吸气，腹部尽可能地膨胀，此时腹腔内压力增大。双臂在吸气过程中逐渐屈曲，双手手掌向上并慢慢抬至胸部下缘。吸气至极限时，腹腔内的压力达到最大值。

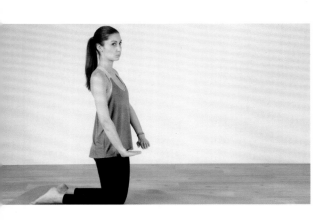

呼气，并逐渐收腹。双臂在呼气过程中逐渐向下伸，双手手掌向下。按上述步骤做该呼吸练习 4 次。

接下来，正常地呼吸1次，然后深呼吸4次。

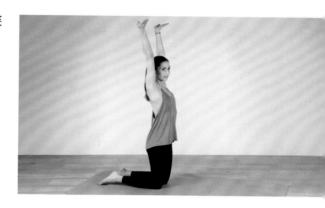

深呼吸时，双臂随着呼气、吸气而向下、向上伸，腕关节背伸，手掌向下。

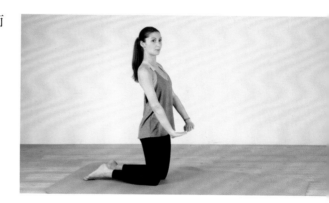

跪坐在脚跟上，上半身挺直，双臂自然下垂，双手手掌向上放在大腿上。

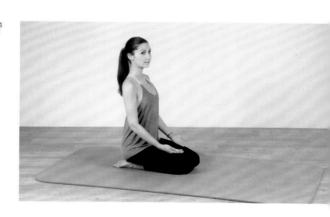

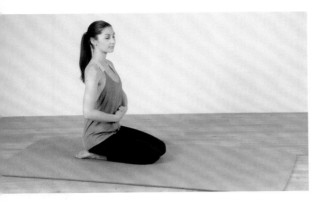

如果是女士，就将左手手掌贴在肚脐下方；如果是男士，就将右手手掌贴在肚脐下方。将另一只手叠放在上面。闭上眼睛，在脑海中搜寻身体上和精神上的紧张情绪，想象这些紧张情绪沉淀在双手覆盖的区域内。

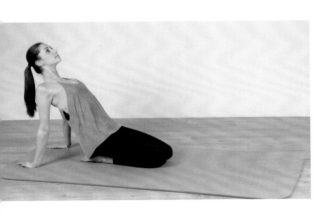

双臂向背后伸，双手着地。以髋关节为支点，上半身慢慢向后仰，直到腹股沟、大腿和背部有拉伸感。

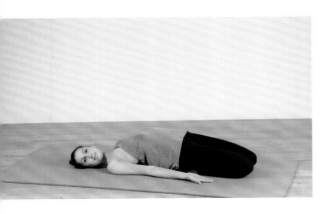

重心逐渐降低，双臂慢慢伸向大腿，双手手掌向上，屈膝仰卧在瑜伽垫上。保持这个姿势，想象所有紧张情绪都从身体中释放出来。如果无法完全躺下，就用双臂支撑身体，上半身尽可能地向后仰。

跪坐在脚跟上，上半身挺直，然后向前俯身，上半身贴在大腿上，额头贴在瑜伽垫上，双臂向后伸，双手手背贴在瑜伽垫上。

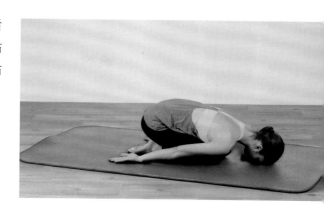

俯卧在瑜伽垫上，双臂在前，双手手掌着地，双脚脚掌并拢，膝关节向外展开，双腿屈曲约90°。不断地压低身体，直到臀部和大腿有拉伸感。

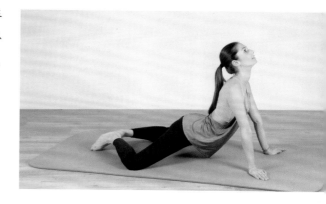

蹲在瑜伽垫上，上半身挺直，双臂自然下垂，双手手掌向上放在膝盖上。双脚脚跟抬离瑜伽垫，双脚脚趾支撑身体，直到脚踝和脚趾有拉伸感。

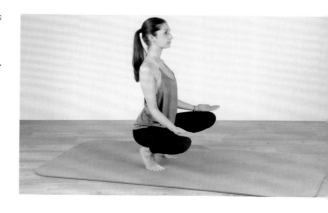

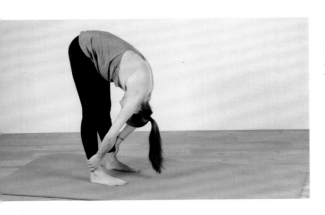

直立，双脚分开，与肩同宽。身体以髋关节为轴前屈，双手握住踝关节，直到腘窝、大腿后部和背部有拉伸感。

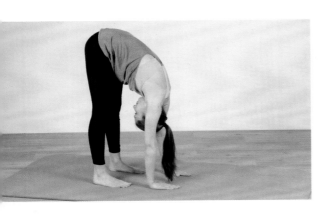

双臂尽可能地向下伸，直到双手手掌与瑜伽垫贴合。

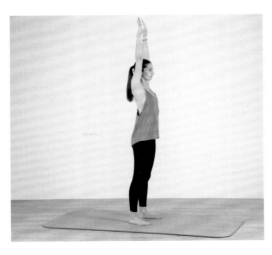

直立，双臂尽可能地向上伸，并将整个身体向上拉。在此过程中，双脚脚掌要保持与瑜伽垫贴合，双臂尽可能地保持与地面垂直。

直立，身体以髋关节为轴后屈，头部向身体后下方伸，双臂向身体后上方伸，直到腹股沟、背部、腹部、肩部和颈部有拉伸感。

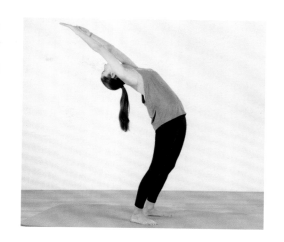

　　双臂屈曲 90°，向身体后下方伸，双手手掌向上，前臂保持与地面平行。

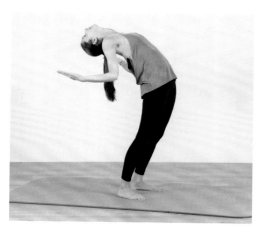

　　双臂伸展，向身体后下方伸，指尖指向地面。

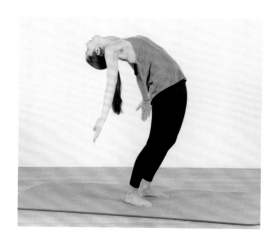

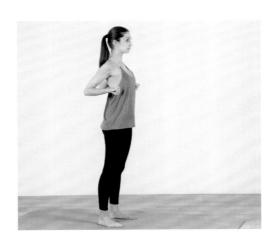

直立，双臂屈曲，肘部向背后伸，直至双肩前部有拉伸感。

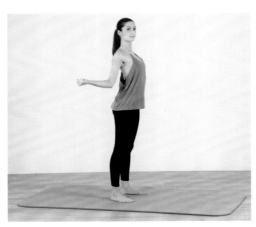

双臂保持屈曲并向身体两侧打开，使前臂移动到背后，同时胸部尽可能地舒展。

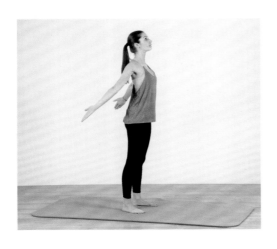

双臂向身体后下方伸，指尖指向地面，在此过程中双脚脚掌保持与瑜伽垫贴合。

放松，双臂自然下垂，结束大地流练习。

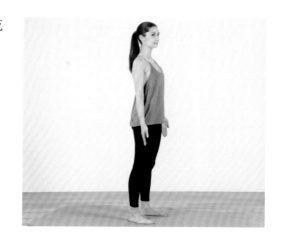

小结

筋膜瑜伽中蕴藏着各种控制身体、增强力量、活动关节的原理，以及增强精神能量的方法，因此练习筋膜瑜伽对你的身体和精神大有裨益。你期待更显著的拉伸效果吗？你想有针对性地重塑体内的筋膜结构吗？你希望肌肉变得更有力吗？你想更好地控制关节活动吗？你想最大限度地发挥生物电的功能吗？你想燃烧脂肪、增加肌肉量吗？你想在受伤后以最快的速度康复吗？

达成上述所有目标的具体方法并没有出现在本书中，但大地流练习是达成上述目标的基础，通过几周的练习你就能熟练掌握。熟练掌握之后，你可以将大地流练习融入其他运动。

通过做大地流练习，你的身体将越来越年轻，你的关节活动度将不断扩大，你不会因陷入无意识的"无能"状态而导致关节活动受限。通过日复一日地积累，你体内的各项生理活动的协同效应将逐渐发挥作用，形成良性循环。

然后，你可以将大地流练习与天空流练习结合起来，使二者的效果叠加。做大地流练习的主要目的是扩大全身关节的活动度；而在天空流练习中，你将在目前能达到的关节活动度下运动。你如果能将这两种练习与你的工作、业余爱好以及日常生活中的运动相结合，就能解决运动质量低下的问题。

天空流练习须知

天空流练习的发展历程长达25年（截至2016年3月）。在此期间，天空流练习经历了100多个发展阶段；在未来，天空流练习的内容会持续增加和改进。我们越了解人的运动及各种运动对人体（包括肉体和精神）的影响，就越容易发现人体内的各种联系及各项功能，也越了解人体。只要我们活着，我们对人体的研究就不会停止。因此，天空流练习的发展永无止境，它会根据开发者的研究成果和每个练习者的状况不断改进。

因此，各种版本的"最新天空流练习"不断问世。这些天空流练习乍看上去非常相似，但它们在细节上存在差异。如果一套练习由连续的12项小练习组成，要求练习者以站立的姿势练习，而且这套练习的内容与本书中的基本相似，那么它很可能来源于我们的天空流练习。

理论基础

如果一个从未接受过筋膜瑜伽培训的运动教练向你解释为什么你必须做某种运动，请你以批判的态度看待他的观点。对他来说，他的观点是正确的。然而，我们多年来不止一次体会到，教学者通常会在教学中下意识地带入自己的经验、信念和思维模式，而筋膜瑜伽的练习者可以根据自身的情况灵活地练习。在对瑜伽的优化过程中，经常出现各种问题，例如接受过理疗培训的瑜伽教练错误地改造传统瑜伽。虽然他们的初衷是好的，但由于理疗培训内容的局限性，他们中的大多数人都不知道自己破坏了传统瑜伽原有的功能（如加快体内能量的流动）。

我们明确表示，运动永远不存在绝对的对错。如果基因决定了你能做某种运动，那么这种运动怎么可能是错的呢？但即使所有运动都是正确的，你做这些运动时也可能发生许多严重的问题。评估筋膜瑜伽时，最重要的是全面掌握前文中的关于关节的生物力学知识和新陈代谢速度的不同分别会产生的影响。

我们再次提醒你，滚动按摩、大地流练习以及我们接下来要讲的天空流练习，都是我们根据在疼痛疗法、运动疗法以及健康疗法领域的研究经验得出的心血结晶。

还有一点非常重要：我们目前能理解人体内的许多功能的作用机制，以及这些功能之间的联系，这至少在一定程度上说明了为什么我们的方法常常能带来令人难以置信的效果。尽管如此，我们仍然始终保持警惕，以避免这种学术性思考成为我们前进道路上的唯一舵手。

我们很高兴看到施莱普博士等研究人员致力于研究人体内的各种生理过程，但我们并不完全认同他们的研究成果。每天都有很多患者通过练习筋膜瑜伽改善健康状况，如果传统医学的研究成果和我们在实践中得出的经验相悖，那么这些研究成果一定是被错误地解读了。我们时刻谨记，今天的真理在明天可能是谬论。研究人员通常只关注人体的某些部位，他们的研究成果可能只适用于某些部位，而不适用于整个人体。举个例子，某些药物在人体的某些部位发挥了一定的作用，但经过一段时间，这些药物对整个人体产生了有害的甚至危及生命的影响——我们平时所说的"副作用"。

当然，我们会根据新的研究成果做实验，并将实验成果融入我们的工作，以调整我们设计的练习，这使得我们能够在过去的30年中不断进步。我们通过实际行动，而非谈话和讨论，来发现患者对新生事物的反应。

我们认为，关注单独的器官或组织等结构不是最重要的。我们不仅关注肌肉、筋膜、关节、神经、大脑和血管等，还关注整个人体内压力的分布、疼痛的产生以及新陈代谢的速度。我们关注人体内系统性的、能遗传的功能，这些功能会不断优化人体结构、提高人体内的所有生理过程的质量。

人体内的各种功能之间的关系可以通过运动和人类基因设定的关节活动度体现出来，因为身体想在日常生活中"发挥作用"。练习筋膜瑜伽后，第一位练习者的关节获得了健康，第二位练习者的脊柱获得了健康，第三位练习者体内某些部位供血不足的情况得到了改善，第四位练习者体内的能量流动更通畅，第五位练习者不再轻易陷入抑郁，第六位练习者的器官功能得到了改善，第七位练习者终于能做他喜爱的运动，第八位练习者的消化功能变得更好，第九位练习者的性欲被再次唤醒，第十位练习者的生活态度变得更积极。

练习原理

谁认为自己是"身体和精神的工程师"，认为自己看透了人体的复杂性，并能以最好的方式为一个健康的人或患者提供建议和指导？哪个有自知之明的人能够承担这样的责任？我们认为，没有人能够承担这样的责任。只有做高质量的运动，构建合理的饮食结构，再加上其他间接因素产生的有利影响，才能使身体达到最佳状态。对你来说，一切行动的最高指挥官是身体。你竭尽所能地为它的工作创造足够的条件——但只有它才能决定你必须做什么。人之所以能够自愈，是因为身体的力量不受限制。你如果为它创造了足够的条件，它就几乎能治愈所有疾病。我们可以作为你的医生、治疗师、私人教练或健康顾问，但我们只能为你提供练习的方法，确保你的身体充分发挥作用。

虽然你只要不断增强感知能力，就能判断所选的练习是否合适、是否有益于健康，但是你只有付诸行动才能实现目标。经过初步练习，你的感知能力会不断增强——当然，增强的程度取决于你身体的初始条件。当你感受到练习筋膜瑜伽的显著效果、想要产生更强烈的幸福感时，可以尝试前文中的饮食方法，减少卧室中的"电磁雾"，减轻自己的精神压力，并在几乎无限的感知范围内做其他所有有益于健康的事。

练习小贴士

现在我们为你介绍天空流练习。天空流练习由 12 项相互关联的小练习组成。为方便练习，我们在下文中详细地介绍了它们。继续读下去，你将了解这些练习为什么如此重要，以及如何利用它们来弥补日常生活中运动的不足。

虽然天空流练习中的动作较多、较复杂，但请你不要因此而退缩。你如果能将做天空流练习的流程熟记于心，那么完成整套天空流练习所需的时间不超过 15 分钟。你可以将天空流练习分成几个部分，根据自己的"消化"能力逐一品尝这些"小份菜"，分阶段掌握天空流练习。

因此，你可以根据自己的练习节奏，将大地流练习和天空流练习结合起来。做大地流练习能扩大整个身体各个关节的活动度，并决定了做天空流练习时的关节活动度。你在做天空流练习时，关节活动度并不会改变，因此扩大关节活动度是增强天空流练习的效果的前提之一。你可以根据自身需求来做这两套练习。当然，你想在较长的一段时间内专注地做大地流练习的话也是可行的。

在这里，我们再次建议你在做练习前大致浏览图片和相关说明，你的大脑会对此做出反应，为接下来的正式练习做准备。

天空流练习实操方案

准备动作

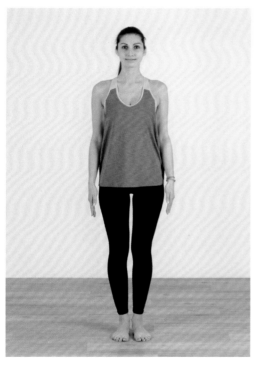 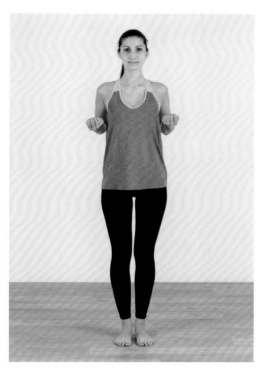

直立，肩膀和手臂自然下垂。身体挺直，从头到脚成一条直线。

双手握拳，双臂屈曲，肩部和胸部舒展，肘部尽力向后伸。

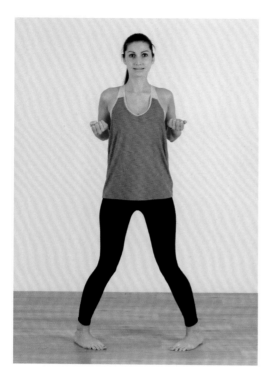

双脚分开，略宽于肩。双脚脚尖向内旋转，脚趾间距与肩同宽，双腿略微屈曲。做该动作时，像拧螺丝一样向内旋转双脚，使其与地面紧密接触，想象自己正在把双脚拧进地面。同时，上半身向上伸，尽可能地将脊柱拉直，想象自己更加高大。

做准备动作能使你稳定地站在地面上，使你成为"天地间的纽带"，并使你身心轻松。它能消除你身上某些部位因关节活动受限而导致的肌肉过度紧绷现象，增强你的腿部力量，强化膝关节，缓解脊柱周围的肌肉紧绷现象，增强脊柱力量，还能使你的胸部和肩部逐渐摆脱紧绷状态。

练习 1：拉伸身体前部

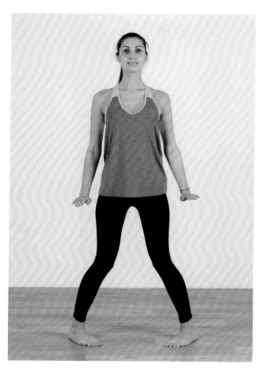

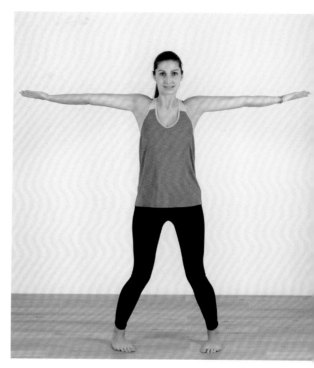

　　保持准备动作结束时的姿势，双臂向下伸，腕关节背伸。双肩向下伸，同时头部和颈部向上伸。

　　双手手掌向外，双臂从身体两侧抬至与地面平行，在不改变身体其他部位姿势的情况下，双臂向后伸。

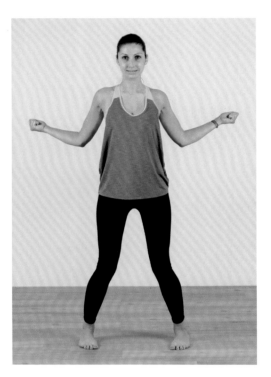

双臂屈曲，在不改变身体其他部位的姿势的情况下，肘部向后伸。

做本练习能拉伸身体前部，放松胸部、肩部和肘部。现代的生活方式导致身体前部的筋膜缩短幅度最大、受损程度最高，而做本练习能够明显改善关节活动受限的情况，减轻肩胛骨之间的灼热痛，甚至缓解哮喘、焦虑和抑郁。此外，做本练习能增强胸椎及其附近肌肉的力量，使整个脊柱更加稳固。

练习 2：向上方拉伸身体前部

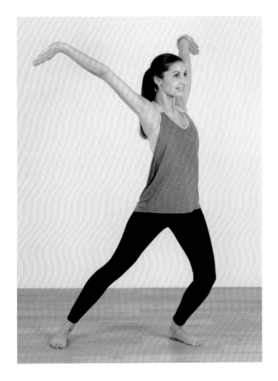

双脚分开，略宽于肩，身体向左旋转 45°，右腿伸展，左腿屈曲。双臂向身体后上方伸，并尽可能地向上伸，腕关节尽可能地背伸。

做本练习能放松臀部，扩大踝关节和膝关节的活动度。这对你来说意义重大。在现代生活中，你的膝关节之所以受损，主要是因为膝关节长期在双腿几乎完全伸展（走路时）或双腿完全伸展（站立时）的情况下承受负荷，而且你通常走在平整的地面上。做本练习还能扩大肩关节活动度，放松从指尖到肩部的筋膜，增强脊柱两侧肌肉的力量，并提高你对脊柱两侧肌肉的控制能力。

练习 3：进一步拉伸身体前部

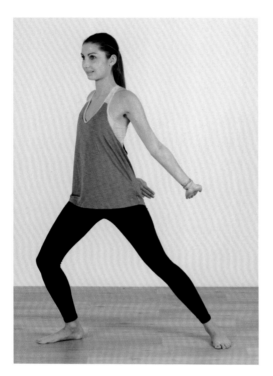

双脚分开，身体向右旋转 45°。左腿向后伸，右腿向前屈曲。双臂向身体后下方伸，并尽可能地向下伸，腕关节尽可能地背伸。练习过程中请保持骨盆在中立位，并挺直上半身。

做本练习能扩大踝关节活动度，增强右膝的力量，还能进一步放松胸部和肩部。如果胸部和肩部的筋膜粘连，就容易引发肩周炎。做本练习能适当增强肩部后部肌肉的力量，还能使骨盆保持在中立位，有利于脊柱的健康。

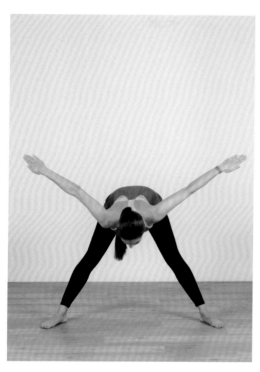

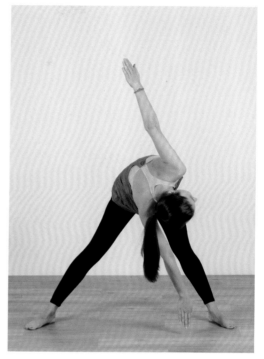

双脚分开，双脚脚尖略向外旋转。上半身挺直，俯身至上半身与地面平行，直到腿部后部有拉伸感。双臂伸直，从身体两侧向背后伸。

双臂伸直，左臂向背后伸，上半身随左臂转动。右臂向左脚处伸，以增大上半身向左旋转的幅度，同时头部和眼球尽量向左转。

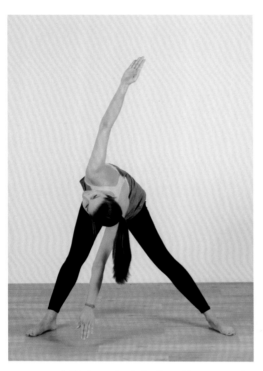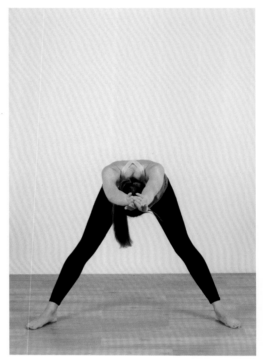

　　双臂伸直，右臂向背后伸，上半身随右臂转动。左臂向右脚处伸，同时头部和眼球尽量向右转。

　　上半身保持与地面平行，双手手背合拢，双臂向前伸。

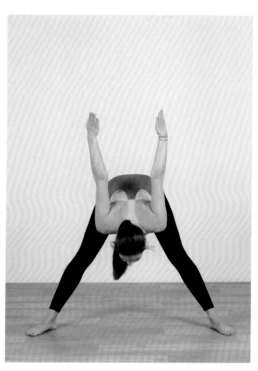

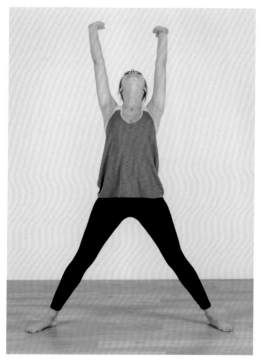

双手分开，双臂从身体两侧伸至背后，并尽可能地向头部伸。

上半身挺直，双臂向上伸，腕关节背伸，掌心向上。上半身和双臂向后伸，同时腹股沟逐渐前移。

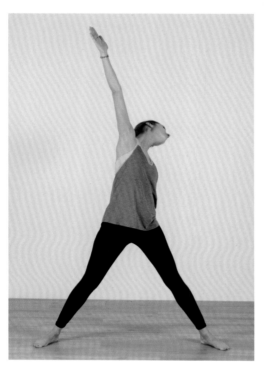

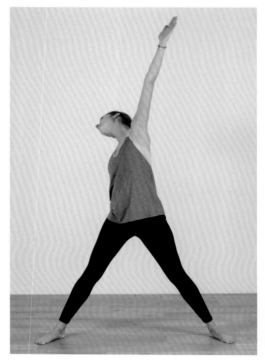

拉伸至极限时，腕关节伸直，右臂向上伸，左臂向身体的左后方伸，带动上半身向左旋转。

上半身向左旋转至极限时，左臂向上伸，右臂向身体的右后方伸，带动上半身向右旋转。

本练习结合了强度较高的拉伸动作和能提高人的控制能力的动作。做本练习能使作为上半身支柱的脊柱更加灵活、有力。做上半身前倾并保持稳定的动作能够增强背部肌肉的力量，拉长腿部后部和下背部的筋膜。旋转上半身能对肌肉和筋膜施加一定的负荷，这种负荷几乎不会出现在现代日常生活中，但它对保持脊柱的健康和进一步消除人体内的肌肉过度紧绷和筋膜粘连现象而言必不可少。保持跨步的姿势，向后拉伸上半身和双臂能够使你逐渐摆脱由久坐引起的髋关节疼痛和腰椎疼痛，这些疼痛会对你的身体造成极其严重的危害。在拉伸时旋转上半身能使练习的效果更显著，你练习时就能感受到这一点。不要相信向后拉伸会损害脊柱这种观点并因此放弃拉伸练习。多年来，这种因对生物力学理解有误而产生的观点一直存在于医学界和物理疗法领域，虽然近年来一部分人的观念有所进步，但这种观点仍然普遍存在。我们在此声明：你如果不经常做强度较高的向后拉伸运动，就永远无法摆脱因久坐而产生的背部疼痛。

练习5：增强脊柱的支撑功能

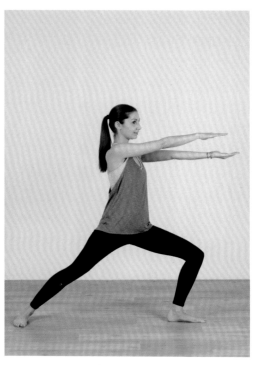 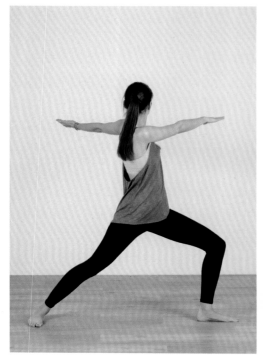

直立，双脚分开较大距离，左腿尽量屈曲，右腿尽量伸直。上半身向左转，双臂上下交叠，向上半身前方伸，左手手掌向上，右手手掌向下。

左臂尽可能地向背后伸，同时带动上半身继续向左转。

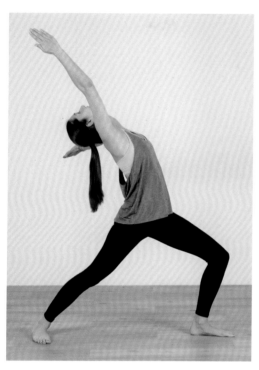

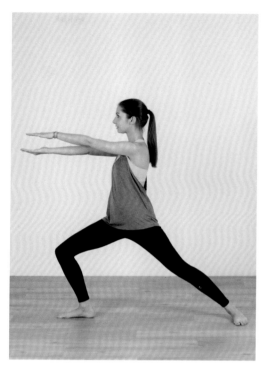

　　向左转至极限时，右臂抬起并尽量向背后伸。上半身向后仰，头部向后下方伸。

　　回到跨步站立姿势，右腿尽量屈曲，左腿尽量伸直。上半身向右转，双臂上下交叠，向上半身前方伸，左手手掌向下，右手手掌向上。

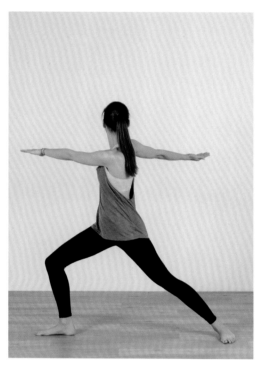

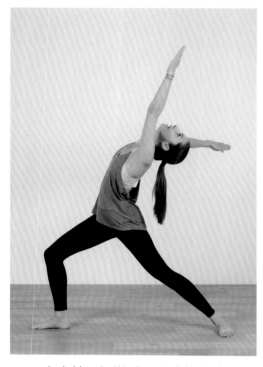

右臂尽可能地向背后伸，同时带动上半身继续向右转。

向右转至极限时，左臂抬起并尽量向背后伸。上半身向后仰，头部向后下方伸。

做本练习能扩大上半身各个关节的活动度并增强脊柱的支撑功能，使活动到的各个关节获得更多的营养，促进关节软骨的生长。本练习中的拉伸动作能与练习 4 中的拉伸动作完美互补。请你做本练习时多花些时间——你的身体会因此感谢你。你会发现，你做这些动作时越熟练自如，你的背部问题就越少。由于我们在日常生活中经常将双臂放在身体前部，导致肩部很少向各个方向拉伸，因此做本练习非常有益于肩部健康。

练习 6：增强下肢力量，增强腿部肌肉和筋膜的韧性

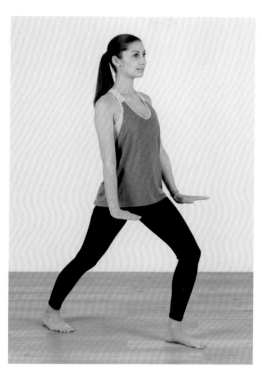

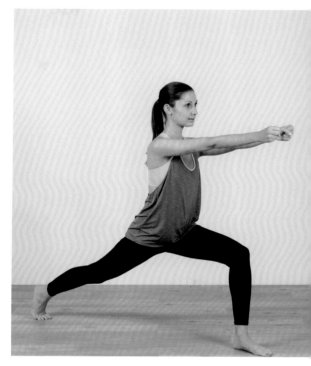

　　直立，双脚分开，略宽于肩，身体向左转，左脚向前迈至右小腿有拉伸感。双臂向下伸，双手手掌向下。右腿伸展，左腿屈曲，在右脚脚跟即将离开地面时停止动作。

　　左腿进一步屈曲，右腿伸直，右脚脚跟抬离地面。双手握拳，双臂向身体前方伸。

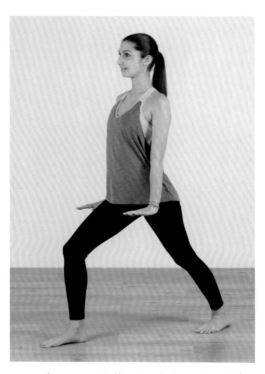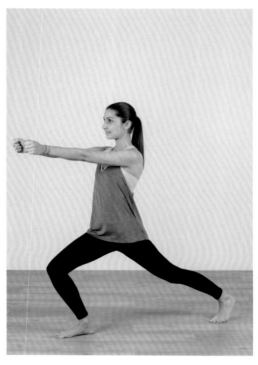

直立，双脚分开，略宽于肩，身体向右转，右脚向前迈至左小腿有拉伸感。双臂向下伸，双手手掌向下。左腿伸展，右腿屈曲，在左脚脚跟即将离开地面时停止动作。

右腿进一步屈曲，左腿伸直，左脚脚跟抬离地面。双手握拳，双臂向身体前方伸。

做本练习有益于你的臀部、膝关节、踝关节、跟腱和腿部的健康，能使你站得更稳，在凹凸不平的地面上行走时韧

带也不会受伤，还能增强你的下肢力量，增强你的腿部肌肉和筋膜的韧性。同时，你的背部肌肉紧绷的情况能得到缓解。

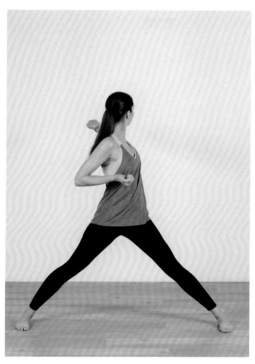

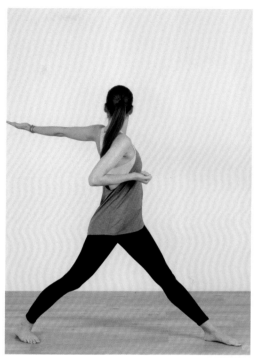

直立，双脚分开较大距离，左臂伸展，从身体左侧向背后伸，带动除双脚外的整个身体（特别是头部和眼球）向左转。与此同时，右臂屈曲，右肘从身体右侧向背后伸，从而拉伸胸部。

当向左转至极限时，双脚随身体向左转，以提高拉伸的强度。

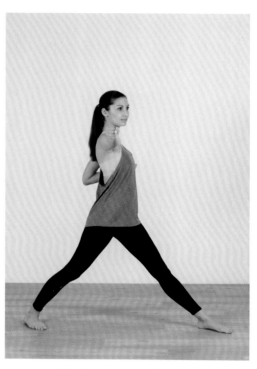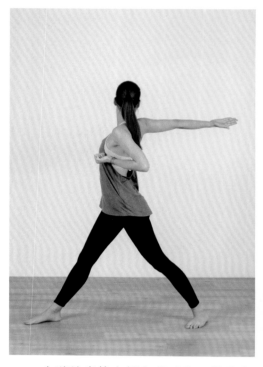

　　下肢姿势不变。左臂屈曲，左肘从身体左侧向背后伸，右臂向身体右侧伸，头部向右转，从而拉伸胸部。

　　右臂从身体右侧向背后伸，带动除双脚外的整个身体（特别是头部和眼球）向右转，当转至极限时，双脚随着身体向右转，以提高拉伸的强度。

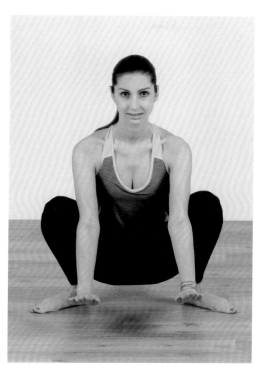 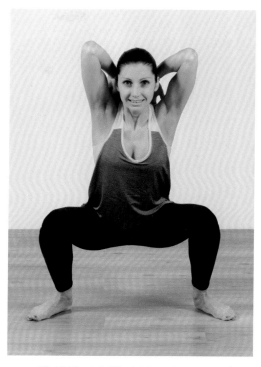

双脚紧贴地面，向外旋转 45°，脚跟略宽于肩。缓慢下蹲，双臂从身体前方向下伸，双手手掌向下。

臀部抬至大腿平行于地面。双臂屈曲，抬至上臂垂直于地面，双手放在肩膀后部。

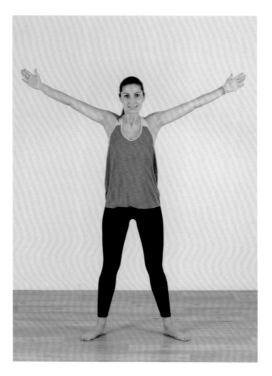

直立，双脚分开，双臂沿身体两侧抬起，在空中画一个完整的圆。在画圆的过程中双臂尽可能地向外伸，以拉伸胸部肌肉和筋膜。

通过做本练习，你能够充分拉伸身体，放松全身的筋膜。同时，活动到的各个关节承受了一定的负荷，因此这些关节周围的肌肉和筋膜能够逐渐恢复弹性。这些动作在你的日常生活中几乎不会出现。拉伸手臂的同时拉伸胸部肌肉，使其保持柔韧性，有利于增强呼吸功能。下蹲能充分活动膝关节，使其周围的肌肉和筋膜逐渐摆脱过度紧绷状态。拉伸双臂能缓解肩关节周围肌肉紧绷和筋膜僵硬的现象。

练习 8：拉伸身体前部和身体后部

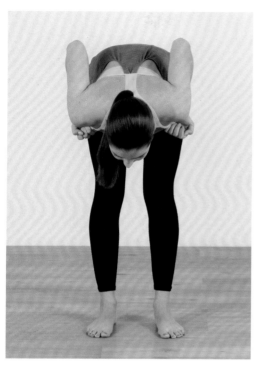

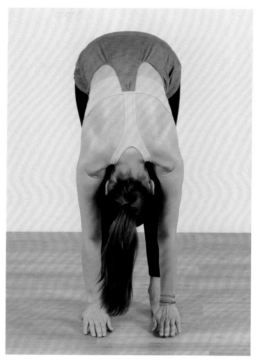

直立，双脚打开，与肩同宽。双手握拳，放在肩上，双臂从背后向上抬起，上半身慢慢前倾至与地面平行。

双臂伸展，向下伸，上半身尽量靠近腿部，头部向下伸。

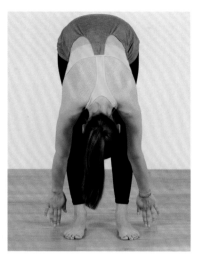

双臂向下伸到极限时，略微屈膝以使手指接触地面。

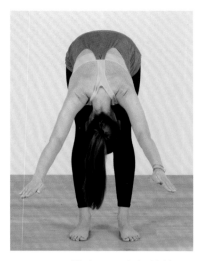

双腿伸直，双臂向前伸，头部慢慢抬起，然后上半身逐渐挺直。

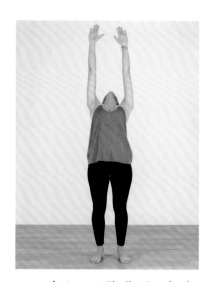

直立，双脚分开，与肩同宽，双臂向上、向后伸，上半身向后仰。

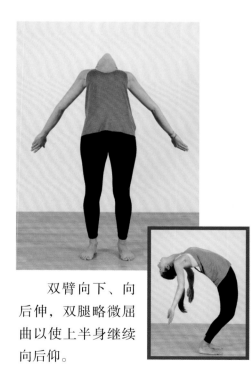

双臂向下、向后伸，双腿略微屈曲以使上半身继续向后仰。

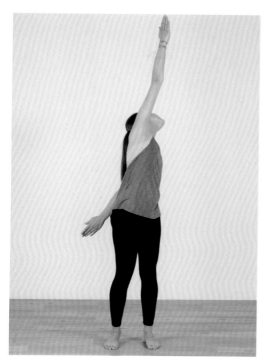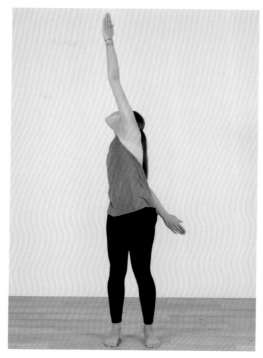

直立，双脚分开，与肩同宽。右臂向上伸，左臂向下、向后伸，带动上半身向左转。

左臂向上伸，右臂向下、向后伸，带动上半身向右转。

做本练习能拉伸身体后部，这一点是最重要的，因为在现代日常生活中，你可能经常久坐不动。身体后部的肌肉和筋膜逐渐适应本练习中的动作后，就会相应地缩短，而身体前部——久坐带来的几乎所有不适感都来自这里——的肌肉和筋膜就会被拉长。做本练习时，肌肉和筋膜拉伸的方向与我们坐着时大致相反。做本练习有助于从事伏案工作的人提高健康水平。

练习 9：深蹲和直立

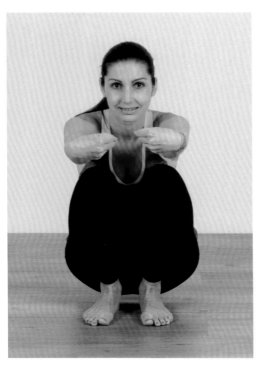 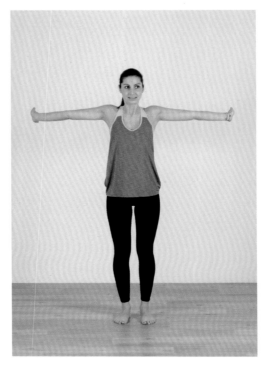

直立，双脚略微分开，在脚跟不离地的情况下缓慢下蹲。同时，双臂向前伸，双手握拳，腕关节用力背伸。

慢慢起身，双臂从身体两侧抬至与地面平行，双手展开，腕关节背伸至指尖指向后方。

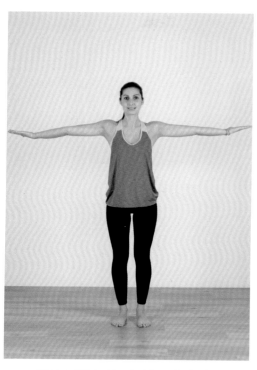

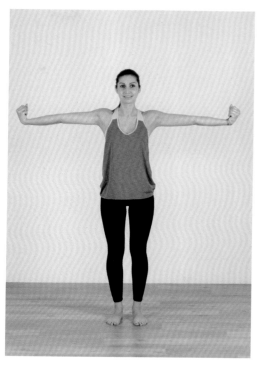

保持双臂与地面平行,腕关节展开, 双手和双臂成一条直线，手掌向上。

双手握拳，腕关节用力掌屈。

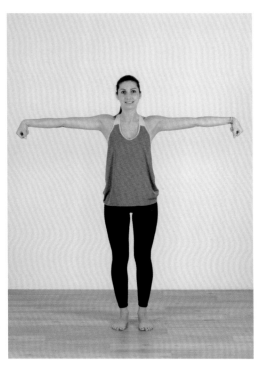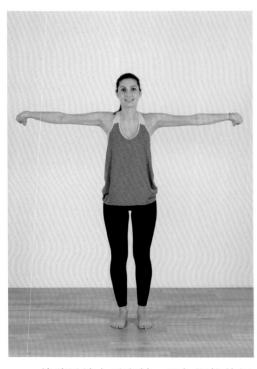

　　前臂向下翻转（上臂尽量保持不动），双手尽可能地掌屈，以拉伸上臂和前臂。

　　前臂继续向后翻转，以加深拉伸幅度，直到上臂随着前臂转动。

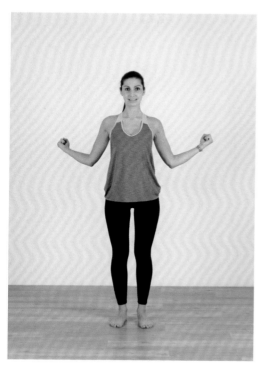

双臂屈曲，在背后向内拉伸，挺胸，使肘部在背后相互靠近。

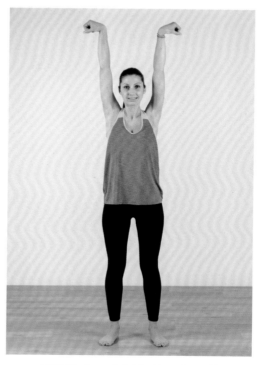

双臂伸直，内侧朝外，向上伸，腕关节掌屈。

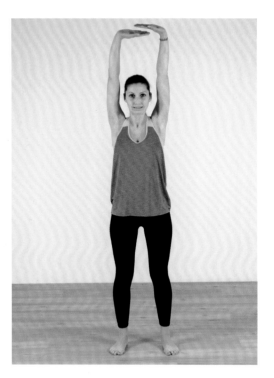

双手展开，腕关节背伸，双手手掌向上，指尖向内。如果是女士，就将左手手掌放在右手手掌上方；如果是男士，就将右手手掌放在左手手掌上方。在保持双脚紧贴地面的前提下扩大双脚间距，双臂向上伸。

做本练习能够扩大膝关节活动度（几乎能达到180°），并且能大幅提高各个关节的活动能力。做本练习能拉伸肩部、肘部和腕部，为肩关节、肘关节、腕关节和掌指关节提供重要的压力刺激。

练习 10：拉伸身体两侧

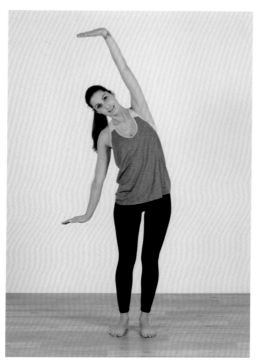
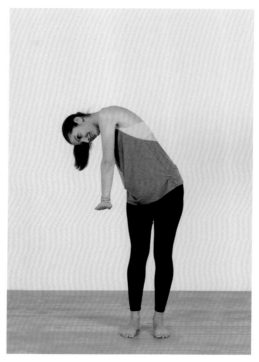

　　直立。腕关节背伸，左臂向上伸，左手手掌向上；右臂向下伸，右手手掌向下。随着双手的距离越来越远，上半身逐渐向右侧屈曲，直到背部有拉伸感。

　　上半身略微前倾并向右转，左臂和头部向身体右下方伸。

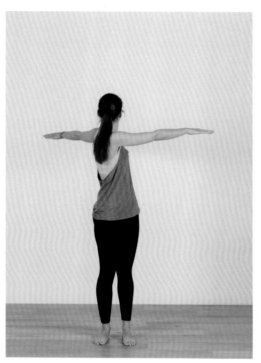 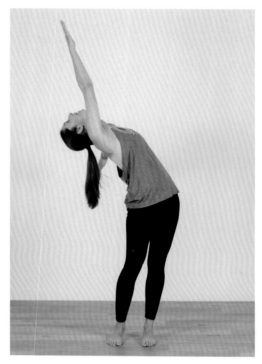

　　直立，双脚略微分开，双臂伸展，从身体两侧抬至与地面平行，上半身向左转，使左臂伸至极限，以提高身体的拉伸强度。

　　上半身向后仰。右臂向上并尽可能地向后伸，以提高身体的弯曲程度。

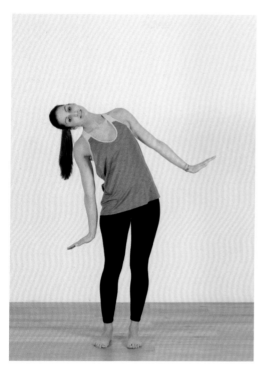 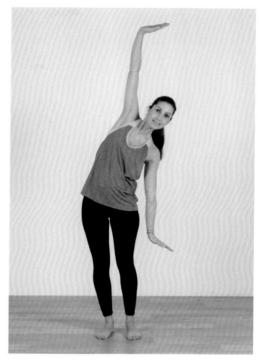

上半身和颈部向右侧屈曲，右臂向下伸，左臂向左下方伸，直到颈部左侧有拉伸感。

右臂向上伸，左臂向下伸，尽可能地使双手的间距越来越大。上半身向左侧屈曲，直到背部有拉伸感。

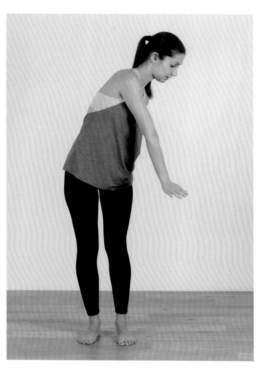

上半身略微前倾并向左转，右臂和头部向身体左侧下方伸。

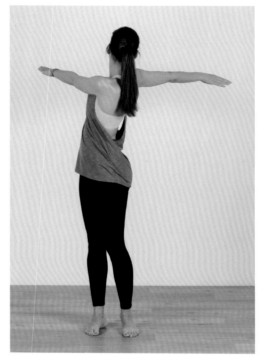

直立，双脚略微分开，双臂伸展，从身体两侧抬至与地面平行，上半身向右转，使右臂伸至极限，以提高身体的拉伸强度。

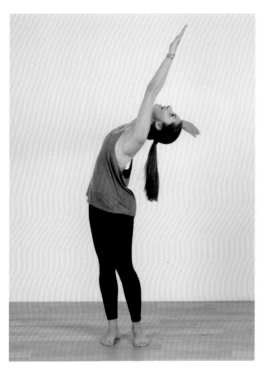

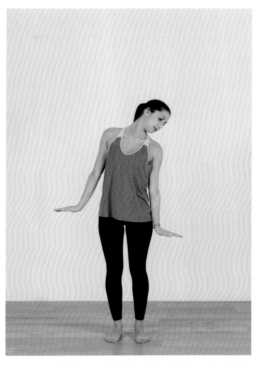

上半身向后仰。左臂向上并尽可能地向后伸，以增加身体的弯曲程度。

上半身和颈部向左侧屈曲，左臂向下伸，右臂向右下方伸，直到颈部右侧有拉伸感。

做本练习能给脊柱带来它所需的所有刺激。在本练习中，侧向屈曲运动和双向旋转运动与拉伸动作相结合，使你能充分地活动关节。背部所有肌肉，即使是体积最小的肌肉，也能得到拉伸。

做本练习中的拉伸动作有助于消除大腿、骨盆、腰部、肋骨以及颈部的肌肉过度紧绷和筋膜粘连现象。我们认为，颈部存在这些现象可能导致颈总动脉中发生脂质沉积。

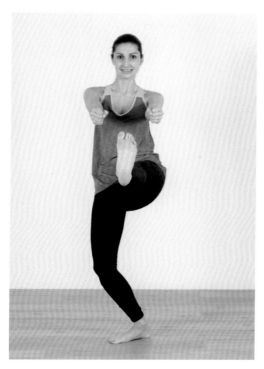

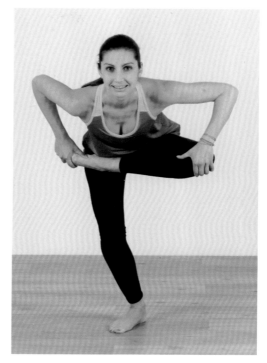

　　直立，左腿在身体保持平衡的前提下尽可能地抬高，右腿略微屈曲。

　　左腿屈曲，左手握住左膝，右手握住左脚，使左脚脚跟贴在右侧腹股沟处，上半身前倾，右腿在身体保持平衡的前提下尽可能地屈曲，直到腹股沟、臀部和背部有拉伸感。

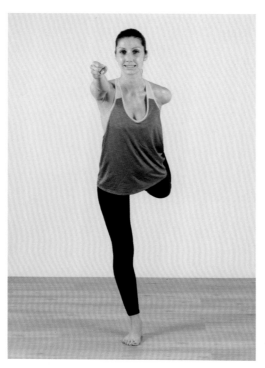
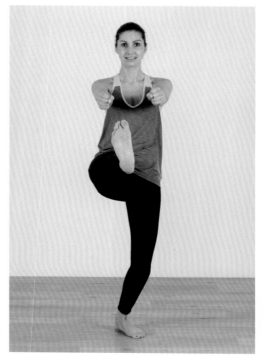

　　直立，右手握拳，右臂向前伸，左腿向后屈曲，左手握住左脚并将左脚向左臀部拉，使左大腿垂直于地面。在身体保持平衡的前提下尽可能地将左脚和左膝向后、向上拉。然后，膝盖保持不动，再次将左脚尽可能地向左臀部拉，直到左侧腹股沟有拉伸感。

　　右腿在身体保持平衡的前提下尽可能地抬高，左腿略微屈曲。

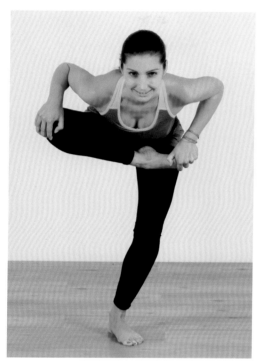 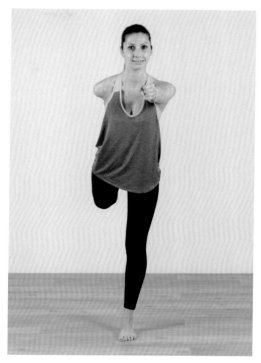

右腿屈曲，右手握住右膝，左手握住右脚，使右脚脚跟贴在左侧腹股沟处，上半身前倾，左腿在身体保持平衡的前提下尽可能地屈曲，直到腹股沟、臀部和背部有拉伸感。

直立，左手握拳，左臂向前伸，右腿向后屈曲，右手握住右脚并将右脚向右臀部拉，使右大腿垂直于地面。在身体保持平衡的前提下尽可能地将右脚和右膝向后、向上拉。然后，膝盖保持不动，再次将右脚尽可能地向右臀部拉，直到右侧腹股沟有拉伸感。

你如果没有做过类似的练习，那么做本练习对你来说难度较高，因为在练习过程中，你的身体由一条腿支撑，每次只拉伸身体一侧。但你会发现，坚持练习下去，你的身体就会逐渐适应，并且越来越容易保持平衡。本练习与其他练习不同，其中包含一些被动的拉伸动作，实际上，大地流练习中就有这些拉伸动作。臀部肌肉和筋膜的结构被破坏，以及髋关节屈肌活动受限等问题会损害腰椎、髋关节和膝关节，而本练习中的拉伸动作可以给这些部位施加压力，因此做本练习对你的健康非常有益。

练习 12: 呼吸——内脏功能健康运转最重要的引擎

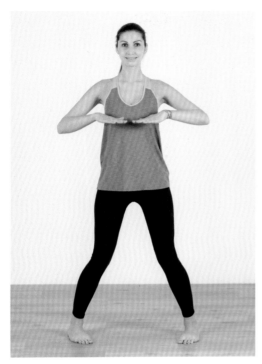 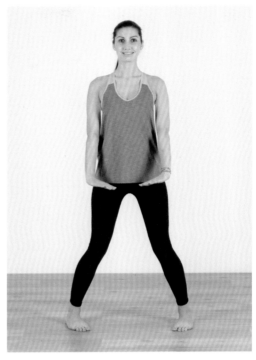

以山式开始，双脚脚掌紧贴地面，建立身体和地面的联系。双手手掌向下，与胸部下缘齐平，呼气，双手随着呼气过程逐渐向下移，腹部逐渐收紧。

肺中所有空气排出后，双臂应向下伸直，双手手掌向下。此时，想象体内全部空气都从脚底流入大地深处。

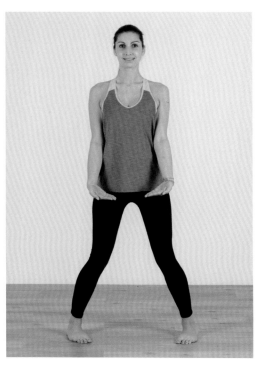

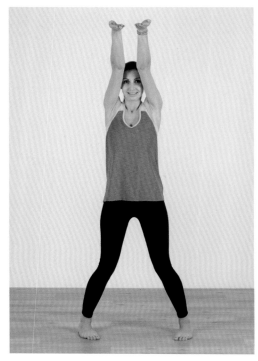

腕关节掌屈，双手手掌朝上，吸气。在吸气的过程中，双臂从身体前方逐渐向上抬起，肺内逐渐充满空气。

在吸气过程中，腹部逐渐膨胀。吸气到极限时，双手应远远高于头顶。此时，想象身体直入云霄。

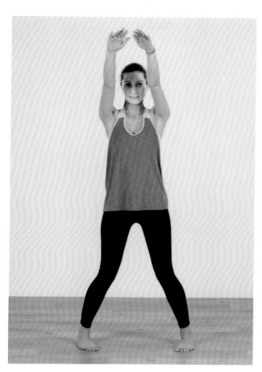 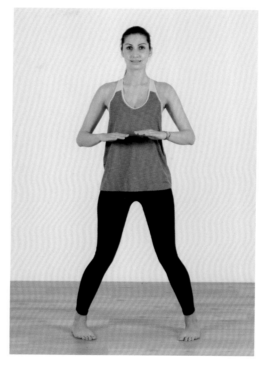

　　双手手掌向下，呼气，双臂随着呼气过程逐渐屈曲并向下移，想象体内的空气流入大地深处。以这种方式做 12 次呼吸练习。

　　双手随着呼气过程逐渐下移至双臂伸直，呼气至极限时，腹部也收紧至极限。

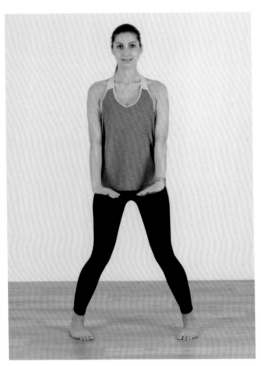

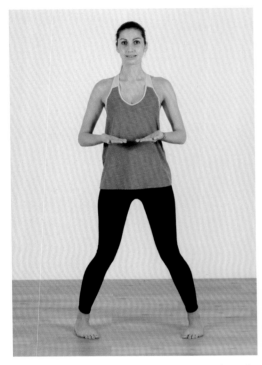

双臂向下伸展，双手与胯齐平，手掌向上，吸气，同时尽可能地收腹。

有意识地阻止腹腔膨胀，继续用力吸气，双手上移至胸部下缘。此时，腹腔内压力达到最大值。此外，可以同时绷紧盆底肌、腰部肌肉和腹部肌肉以增大腹腔内的压力。

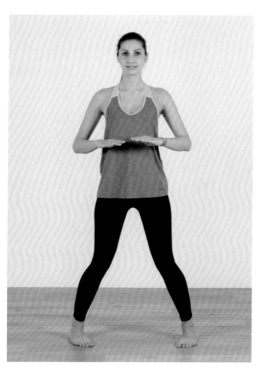 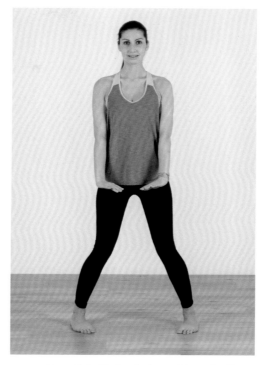

　　呼气，放松腹部肌肉，腹腔自然膨胀，双手手掌向下，缓缓下移。

　　当双手与胯齐平时，呼气至极限，此时腹部应尽可能地膨胀。以这种方式做12次呼吸练习。最后，正常呼吸12次。

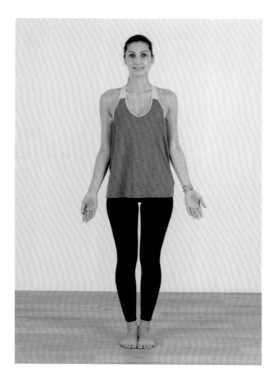

　　完成呼吸练习后，双臂自然下垂，手掌向前，全神贯注地感知自己身体的每个部位，结束天空流练习。

　　做本练习能够使你的身体和精神更健康、更协调。对你的健康和新陈代谢来说，本练习非常重要。由于呼吸时体内的压力会发生变化，腹腔和胸腔会伸缩，因此呼吸就像给器官、血管和筋膜做按摩，器官与器官之间的组织液及器官内部的组织液得以充分流动。与进行耐力训练相比，促进组织液的流动对健康而言更重要。毕竟，做高质量的呼吸练习能有效地促进人体筋膜排酸，也能有效地加快人体内的能量流动。

小结

我们很高兴能够通过本书为你提供帮助——你可以根据本书中的图片和文字说明练习筋膜瑜伽，也可以观看教学视频，每个人都能选择适合自己的练习方式。

你如果能保持积极的态度，坚持练习一段时间，就能感受到每天练习15分钟筋膜瑜伽的益处，自然而然地想做更多练习。你能为自己做的事还有很多。我们知道，我们对你提出了很多要求，我们希望你能摆脱无意识的"无能"状态，并不断进步。我们很乐意这样做，想必你也希望能真正达到最健康的状态，完成你一生中想做的所有事。

这并不意味着你必须投入很多时间。就像我们承诺的那样，你每天只需练习筋膜瑜伽15分钟，除非你想主动做更多练习——当然，我们很乐意看到你这样做，但这不是必要的。我们之前提到，大地流练习和天空流练习构成了筋膜瑜伽的框架。每天坚持练习筋膜瑜伽，就能将身体的"墙壁"和"屋顶"建造得越来越坚实，使身体屹立不倒。

你可以在一生中不断"整修"身体，使它越来越"牢固"，功能越来越强大。你也可以将筋膜瑜伽、拉伸运动、能提高控制能力的练习、能活动多个关节的组合运动以及更强烈的压力刺激相结合，这样一来，就能衍生出无数个练习动作。因此，你如果愿意，可以在瑜伽老师的指导下不断开拓和发展筋膜瑜伽，以满足自身的需求。

展望未来

你现在获得了很多有关身体的信息，也了解了人体内各个部位之间的联系。可能其中有些内容是你已知的，但很多内容对你来说都是全新的。我们确信，本书的作用并不局限于解决"如何使身体达到最健康状态"这一问题。遗憾的是，现代社会，尤其是西方社会，人们几乎忘记了这样一个事实：身体是人存在的物质基础，而心理和精神也是人的重要组成部分，能对人的健康状况产生深远的影响，它们支持和滋养着身体。

在理论层面上讨论这类话题毫无意义。请你不要将局限性较强的传统医学理论和西方思想奉为圭臬，过早地否定与之不同的观点。你如果能留心自己的身体传达的信息，根据自身经历总结经验，就能走得更远。所有的理论在你自身的经历面前都是苍白无力的。你应当记得我们曾提到"让身体来衡量决策的正确性"，我们想深入谈谈这一点。许多人凭直觉做决定，这样做是很有道理的，因为大脑中的神经细胞网络并非最发达的，举例来说，消化系统中的神经细胞网络比大脑中的更发达。但是，习惯用大脑做决定的人很难凭直觉做决定，因为大脑的感知能力与直觉相互排斥，并且经常做出与直觉相反的决定。不过，我们仍然建议你通过练习筋膜瑜伽来培养凭直觉做决定的能力。这样，你既能通过大脑的感知能力在理论层面上理解事物之间的联系，也能通过直觉来了解那些无法仅通过逻辑了解的事物。

由于大脑思维具有一定的局限性，所以一般情况下人们只有两种选择：一是认命于无法用科学解释的现实，干脆不提出大脑无法回答的问题。这是传统医学界常见的策略——不提出任何能动摇传统医学体系思维模式的问题。但人们会从内心深处产生怀疑，这种怀疑悄无声息但一直存在。人们认为这些问题可能使人们突然陷入危险的有意识的"无能"状态，大多数人都希望远离这种状态。

在我们看来，另一种选择才是"真正的科学"，即对事实保持包容的态度，勇于提出可能令人不适的问题，并坦然接受自己的价值观（通常是主流价值观）可能被修正，甚至被抛弃的事实。

请你在一个合适的夜晚观察天空中的繁星。宇宙广袤无穷，拥有无数个星系。它是如何运转的？为什么有这样无限大的空间？你可以试着解答下列问题，或者试着理解量子物理学的内容。一个粒子怎么可能同时出现在两个地方？实验者的意识如何影响实验的结果？当孩子在千里之外遭遇不测时，母亲是如何感知到的？你只有对事实保持包容的态度，并承认那些即使已经得到量子物理学实验的证实但大多数人仍然认为是胡言乱语的定律、联系、作用和力量客观存在，才可能得到答案。

事物处于发展之中，今天的真理在明天就可能变成谬论，这应当使你警醒。你要明白，随着知识的增加，解释模型和科学依据会发生变化。人们对事物的描述不可能是持久不变的，只有通过实践获得的经验才是持久有效的——只要你不断获得新的经验。这不应该使你忐忑不安，因为即使某些学术研究成果和理论备受推崇，最后也一定要通过实践转化为经验才能发挥作用。

现在，到了你向自己提问的时候：

我如何才能找到属于自己的真理和安全感？我如何保证自己的练习方法是正确的？我怎样才能知道哪种营养品最适合自己？在我的一生中，哪种运动方法对我来说是最好的？

我们采用过的"本能饮食法"就是很好的案例。发明这种饮食法的盖伊-克劳德·伯格（Guy-Claude Burger）发现，实际上人类可以像野生动物在自然环境中进食一样，依靠本能进食。野生动物嗅觉灵敏，依靠本能选择食物，而人类也可以这样做。但你要注意，该饮食法要求人们吃的是天然、新鲜、未经加工的食物。遗憾的是，做到这一点并不容易。因此我们认为这种饮食法并不可行。

在我们看来，你的身体比你的大脑更清楚你应该吃什么，这同样适用于你的直觉，这就回到了我们之前讨论的问题：我们建议你以身体作为感知工具来做练习。这种练习方法适用于本书中所有的练习，它成熟且历史悠久，同样适用于传统瑜伽。这种练习方法要求你在练习时将身体看作有形的物质能量的凝结，从而增强身体的感知能力以及你对身体的控制能力，让身体解答所有令你困扰的问题。

那你应该怎样做呢？你要像通过采用"本能饮食法"来调整饮食结构的人一样，通过练习筋膜瑜伽使身体尽可能地恢复"原始"状态，重新具备基因设定的关节活动的所有可能性，并定期充分活动关节。可以说，多一分活动就多一分健康。

你可能认为采用本能饮食法的人必须练习筋膜瑜伽，对此我们完全同意。不断增强的感知能力不仅可以应用在本能饮食法中，还可以应用在其他任何饮食法中。你能将从本能饮食法中得到的结论运用在饮食中，比如记住本能饮食法要求人们吃天然食物。否则，当你很想吃甜食时，就会发现虽然你的身体想要的是菠萝，但你伸手拿了巧克力……

你应当明白，你的身体是一种万能的工具，它能精确地评估与你有关的一切。不过，身体也可能对某些它根本没有时间去适应的影响和情境做出错误判断。面对这种情况，你就不能依赖身体了，但这正是你的智力发挥作用的时候。只有全方位地思考和观察，才能得出正确的结论：如果我们没有始终倾听身体和智力这二者的意见，我们的筋膜瑜伽和我们所有的见解就不会存在。

身体是"有形"的工具，能够在生活中发挥明显的杠杆作用。所以，你在提高自我意识的过程中应当考虑自身的健康状况。毕竟，身体是你实现整体发展的物质基础。

练习筋膜瑜伽，你的身体、心理和精神都能变得更健康。我们坚信，练习筋膜瑜伽能"重塑"身体，调整大脑内的基本程序。骨压疗法在短期内颇有疗效，但通常仅限于某一部位；瓶颈区域拉伸运动的疗效同样仅限于特定部位，但疗效比较持久；而大地流练习具有全身性的治疗效果，对那些需要"唤醒"的部位效果非常显著；天空流练习能给人体带来整体性的益处。你可以通过构建合理的饮食结构、选择良好的生活环境以及减少不利因素产生的负面影响，来推进"重塑"身体的过程。

当你通过练习筋膜瑜伽消除了身体上的疼痛时，你精神紧张的情况就能得到缓解，灵魂也能得到滋养。因骨压疗法、拉伸以及做各种运动而产生的疼痛是可控的。人体能量系统研究领域的专家认为"灵魂需要被打磨"。随着感知能力的提升，正念会增加，而身体、心理和精神也会更接近健康状态。实际上，筋膜瑜伽与冥想有相似之处，你能在做大地流练习时沉浸其中，能在做天空流练习时提高感知能力。

你的感知能力越强，你与外界的联系就越紧密。你无须耗费心神，只要按照要求练习，就能感受到自己与大地之间的联系，进入精神世界——能量的流动越来越清晰，越来越容易被感知；你的身体变得越来越通透，你对"看不见"的东西越来越敏感，你的感知能力越来越强。你在练习筋膜瑜伽之余，可以修习禅定。

随着你在这条道路上越走越远，有关你的感知能力的问题的答案就会自动浮现——这些问题并非被直接回答，而在实践中得到了解释。也许有一天，当你站在镜子前做天空流练习时，会看到镜子里有一个人在运动，而你的思绪其实在其他地方。到了那时，你就进入了完美的无意识的"有能"状态。进入这种状态相当于永久地沉浸在冥想中，同时在日常生活中、在当下具有充足的意识和行动力。

祝愿你在前往完美的无意识的"有能"状态的路上一切顺利！

——彼得拉·布拉赫特
罗兰·利布舍尔-布拉赫特

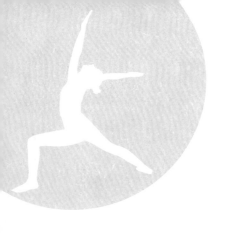

致　谢

帮助过我们的人非常多，恕我们不一一列出他们的姓名。我们衷心感谢所有为我们提供帮助的人，如果没有他们，我们就无法写出本书。感谢所有患者，所有瓶颈区域拉伸运动课程、疼痛疗法培训、运动疗法培训和 L&B 疗法培训的参与者。

感谢我们所有的物理治疗师伙伴，所有全身心投入教学一线的 L&B 讲师以及位于德国巴特洪堡的 L&B 培训中心的所有员工，有了他们的帮助，我们才能一直践行我们的理念。感谢我们在各个领域的合作伙伴，如果没有他们对无痛、健康的生活的追求，没有他们的专业知识和不懈的努力，我们便无法立足并取得进步。

感谢罗伯特·施莱普和其他研究人员，因为有他们的研究成果作为基础，我们的研究才能不断进步。

感谢出版社的施特歇勒（Stechele）女士，感谢她不断宽延交稿期限；感谢我们的编辑吉利希·贝尔茨（Gillich-Beltz）女士，她巧妙地精简了本书的语言，使我们能在有限的篇幅内传递庞大的信息。

我们要特别感谢筋膜瑜伽的动作示范者米拉·弗拉特（Mira Flatt），她耐心地摆了很久的姿势，虽然很辛苦，但她一直保持微笑，直到完成所有示范动作的拍摄。我们还要感谢汉斯·申克尔（Hans Schenkel），他通宵达旦地工作，不停地拍照、摄像和剪辑，直到大家满意。

最后要感谢我们的儿子拉乌尔，他是 L&B 培训中心的总经理，他年轻时为了支持我们的事业而奔波于世界各地。如果没有他的支持，没有我们的朋友彼得·赫恩德罗普（Peter Hoenderop）对他的积极帮助，我们就无法获得任何机会，也不会有今天的成就。